もっと知りたい 双極症

[第2版]

加藤 忠史 著

順天堂大学医学部精神医学講座 主任教授

JN222620

SE
SHOEISHA

はじめに

──第1版の発行にあたり（2020年5月）──

本書は、同じシリーズの『これだけは知っておきたい 双極性障害』の続編です。

実は元々、前書のタイトル候補が「もっと知りたい」でした。しかし前書の内容は基本的なものでしたので、他の本で既にいろいろ勉強されている方が、「もっと知りたい」と思って手に取ったらがっかりされるのでは？ と思い、タイトルを変えてもらいました。

そんな訳で、今回実現した、「もっと知りたい」というニーズに応える本、という企画は、前書が出る前から始まっていたのかもしれません。

もっと知りたい、という情報は多岐にわたりますが、今回特に重視したのは、この疾患の克服は、この疾患を受け入れることから、という点です。この疾患について自ら学び、受容できるようになるまで、おなじみのネコ先生がしっかりとサポートしてくれることでしょう。

また、薬については、各薬剤の特徴をつかんでいただくため、キャラクター化してみました。各々の薬を、頼りになるパートナーとして、身近に感じていただければと思います。

そして最後に、精神疾患動態研究チームで20年間行ってきた研究の成果をまとめました。

2020年4月から順天堂大学精神医学講座主任教授に着任することになりましたので、本当は、理化学研究所の一般公開で、精神疾患動態研究チームの20年の歩みを展示できればと思っていました。しかし、新型コロナ感染症の流行で、それがかないませんでした。そこで、この場を借りて、この20年に多くの方にご協力いただいて進展した研究を俯瞰してみました。

この6月より、順天堂医院メンタルクリニックで、「双極性障害専門外来」を始めます。

今後、新たな場で、多くの方々にお会いできることを楽しみにしております。

──第2版の発行にあたり（2024年9月）──

本書第1版は、治療薬のキャラクター化、なかなか治らない方のタイプ分けなど、少々チャレンジングな企画満載の本でしたが、姉妹書『これだけは知っておきたい 双極性障害』とセットで存外に多くの皆さまにご活用いただき、心より感謝申し上げます。

第1版の出版と同時に、私は20年勤めた理化学研究所を退職し、順天堂大学精神医学講座

に着任しました。その後の4年間、「双極性障害専門外来」や「双極性障害治療立て直し入院プログラム」で、多くの患者さんとお会いしてきました。

そして、この4年の間に、「双極性障害」という病名の日本語訳が、「双極症」に変わりつつあります。

今回の改訂では、この4年余の間の研究や診療の進歩や用語の変更に加えて、多くの患者さんたちから学ばせていただいたことも、できるだけ取り入れました。

なお、本書の第1版では、監修：加藤忠史と表記されていましたが、法務上の整理の都合もあり、今回から著者：加藤忠史という形となりました。以前も今も、加藤に文責があることに変わりはありません。

本書が皆様のお役に立つことを祈っております。

加藤 忠史

 本書を読む前に

この本は、双極症の入門書（姉妹書『これだけは知っておきたい双極症』など）をすでに読まれた患者さんやその家族が、さらに「もっと知りたい」と思われる情報を中心に構成しています。とは言え、入門書の内容を忘れてしまった、この病気に関する本は読んだことがないという人のために、おさらいのページも用意してありますのでご安心ください。

双極症という病気とうまく付き合っていくためには、再発予防が欠かせませんが、無症状になった寛解期に予防のために薬を飲み続けることは、簡単なことのようで並大抵のことではありません。すでに寛解して維持療法を続けている人、再発を繰り返して困っている人などが、焦らずコツコツ、毎日安心してがんばり続けられるよう、この本を選手と二人三脚で走るマラソンの伴走者のような存在にして、ときどきページを開いてもらえるとうれしい限りです。

本書は、元気になるための本です。
気楽に、マイペースで読んでみてください。

CONTENTS

はじめに……002

本書を読む前に……003

本書内容に関するお問い合わせについて……008

PART 1 病気をどのように受け入れたらいいの？

1　病気克服までのステージ。あなたは今、どこにいる？……010

2　「寛解」って何ですか？……012

3　目指すゴールはどこにある？……014

4　立ち止まってしまう4つのパターン……016

5　①一生病気と付き合うのかと、暗い気持ちになってしまう……018

6　②みんな病気のせいと、決めつけてしまう……020

7　③障害のせいと、治療を受けずにがまんしてしまう……022

8　④軽躁状態を本来の明るい自分と、思い込んでしまう……024

【読み飛ばしOK！　ネコ先生とおさらい】双極症はこんな病気……026

9　受診のこと、ここが知りたいQ＆A……028

COLUMN1　「双極性障害」から「双極症」へ……030

PART 2 もっと知りたい症状・治療のこと

1　双極症で気になる5つの症状……032

2　躁とうつが入り交じる「混合状態」……034

3　急にうつから躁に交代する「躁転」……036

4　いくら説得しても考えを修正できない「妄想」……038

5　一時的に興奮・昏迷を生じる「カタトニア」……040

6 病相の間隔がどんどん短くなってしまう「急速交代型」……042

7 双極症と併存しやすい「不安症」と「発達障害」……044

【読み飛ばしOK！ ネコ先生とおさらい】躁状態のとき……046

【読み飛ばしOK！ ネコ先生とおさらい】うつ状態のとき……050

8 双極症と区別が必要なさまざまなうつ病……054

9 みなさんに考えてほしい2つの課題……056

10 認知機能障害ってどんなこと？ 誰にでも起こるもの？……058

11 寛解期の維持療法のポイントは？……060

12 精神療法は有効なのでしょうか？……062

13 認知行動療法①「認知行動療法」ではどんなことをするの？……064

14 認知行動療法② 嫌な考えが気分の落ち込みの悪循環を引き起こす……066

15 認知行動療法③ 再発防止に効果アリ！ 合理的な考え方を練習しよう……068

16「電気けいれん療法」は、なぜ治療の第1選択にならないの？……070

17 難治性の場合は、診断の見直しが必要……072

COLUMN2 「季節性感情障害」に光療法は有効？……074

PART **3** もっと知りたい薬の知識

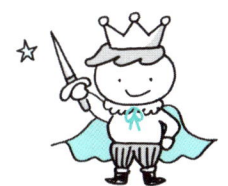

1 薬の服用で再発を予防できる病気です……076

2 気分安定薬が果たす役割……078

3 気分安定薬と併用する非定型抗精神病薬……080

【1リチウム】リチウムくんのトリセツ……082

【2ラモトリギン】ラモちゃんのトリセツ……088

【3バルプロ酸】バルくんのトリセツ……092

【4カルバマゼピン】カルくんのトリセツ……094

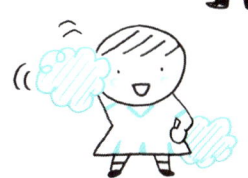

【5 クエチアピン】クエちゃんのトリセツ……096

【6 アリピプラゾール】アリピくんのトリセツ……098

【7 ルラシドン】ルラちゃんのトリセツ……100

【8 オランザピン】オランくんのトリセツ……102

4　日本うつ病学会診療ガイドライン双極性障害（双極症）2023……104

5　定型抗精神病薬はどうして使われなくなったの？……106

6　注意したい抗不安薬……108

7　新しい薬を飲んで急にうつがひどくなったら……110

8　それでも抗うつ薬を使うことって、あるのでしょうか？……112

COLUMN3　薬の添付文書の「副作用」について……114

PART 4 もっと知りたい再発予防のセルフケア

1　再発を繰り返しやすいのはどんな人？……116

2　少し回復してきたら、生活リズムを整えよう……118

3　再発防止に大事な睡眠のお話……120

4　睡眠リズムを整えるコツは、朝にあり！……122

5　就寝前にやってはいけない4つの習慣……124

6　気持ち良く眠りにつくための心得……126

7　無用なストレスはできるだけ回避しよう……128

【読み飛ばしOK！　ネコ先生とおさらい】ストレスを軽減させる3つの心得……130

【読み飛ばしOK！　ネコ先生とおさらい】「ライフチャート」を書いてみよう……131

8　人が集まる場所も再発リスクになる！……132

9　つらいうつ状態とどう付き合う？……134

10 うつ状態の予防や、軽うつ状態のときに行いたいセルフケア……136

11 再発の予兆を把握して見逃さないように注意を……138

12 生活習慣を見直して認知機能障害リスクを減らそう……140

13 躁状態の暴走をどうくい止めるか……142

14 妊娠と出産① 妊娠・出産にはどんな準備が必要？……144

15 妊娠と出産② 妊娠・出産を無事乗り越えるために気を付けたいこと……146

COLUMN 4 食事療法やサプリメントは効果があるの？……148

PART **5** もっと知りたい 原因解明に向けた研究の歩み

1 双極症の歴史とこの 24 年間の主な研究……150

2 2001 〜 2005 年の主な研究……153

3 2006 〜 2010 年の主な研究……156

4 2011 〜 2015 年の主な研究……158

5 2016 〜 2020 年の主な研究……160

6 2021 〜 2024 年の主な研究……163

7 今後の研究の方向性……165

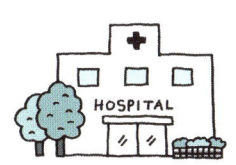

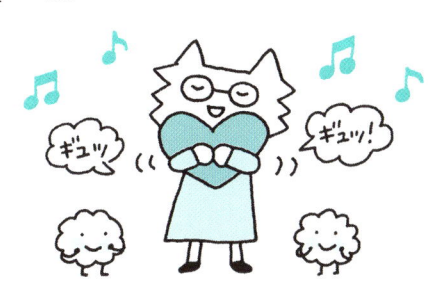

本書内容に関するお問い合わせについて

このたびは翔泳社の書籍をお買い上げいただき、誠にありがとうございます。弊社では、読者の皆様からのお問い合わせに適切に対応させていただくため、以下のガイドラインへのご協力をお願い致しております。下記項目をお読みいただき、手順に従ってお問い合わせください。

●ご質問される前に

弊社Webサイトの「正誤表」をご参照ください。これまでに判明した正誤や追加情報を掲載しています。

正誤表　https://www.shoeisha.co.jp/book/errata/

●ご質問方法

弊社Webサイトの「書籍に関するお問い合わせ」をご利用ください。

書籍に関するお問い合わせ　https://www.shoeisha.co.jp/book/qa/

インターネットをご利用でない場合は、FAXまたは郵便にて、下記"翔泳社 愛読者サービスセンター"までお問い合わせください。電話でのご質問は、お受けしておりません。

●回答について

回答は、ご質問いただいた手段によってご返事申し上げます。ご質問の内容によっては、回答に数日ないしはそれ以上の期間を要する場合があります。

●ご質問に際してのご注意

本書の対象を超えるもの、記述個所を特定されないもの、また読者固有の環境に起因するご質問等にはお答えできませんので、あらかじめご了承ください。

●郵便物送付先およびFAX番号

送付先住所　〒160-0006　東京都新宿区舟町5
FAX番号　　03-5362-3818
宛先　　　　（株）翔泳社 愛読者サービスセンター

病気をどのように
受け入れたらいいの？

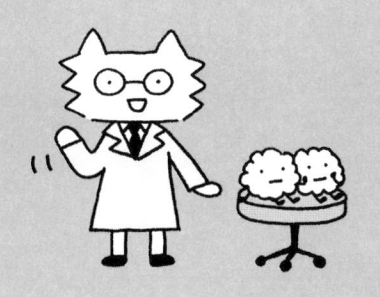

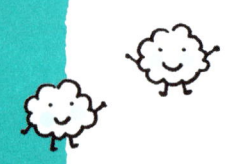

病気克服までのステージ。
あなたは今、どこにいる？

双極症という病気を受け入れる、
それは決して簡単なことではないかもしれません。
でもこの病気を受け入れることができれば、
もう、この病気を克服できたようなものなのです。

病気じゃない！ とか、
私は病気なの⁉ と悩
むことで、やっと病気
を受容していけるんだ
ニャ。

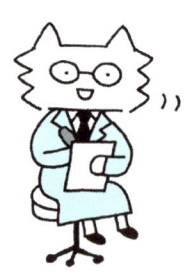

途中の段階からなか
なか進めない人も、
焦らずに一歩ずつ行
こうニャ〜！

病気を受け入れられるまでには、いくつかの過程があります

　これまでうつ病と診断されていた人も多いことでしょう。一般の人にとって双極症は、うつ病と違ってよくわからない病気です。戸惑ったり、混乱したりするのは当然のことです。しかし、正しい知識を身に付けて病気を受容し、病気とともに生きていこうと思うことができたなら、この病気はもう克服できたようなものです。克服に至るまでには、以下のような心の葛藤を経るといわれています。

①病気の否認：あのときは、ちょっとハイになってしまっただけ。双極症なんかになるはずはない、と病気を否認している段階。

②取引の段階：「双極症と診断されたけれど、誤診だろう」「病気かもしれないけど自分に限って再発はない」など現実から目を背けている段階。

③落ち込み期：いろいろな人の意見を聞いて病気だとわかったが、自分がこれまでかかるはずなどないと思っていた病気にかかったことで、落ち込む時期。

④病気を受容する：双極症でリチウムを飲むといっても、高血圧で降圧剤を飲むのと何も変わらない。病気をコントロールして自分らしく生きていこう、と病気を受け入れることができた段階。この段階までくると双極症は克服できたようなもの。

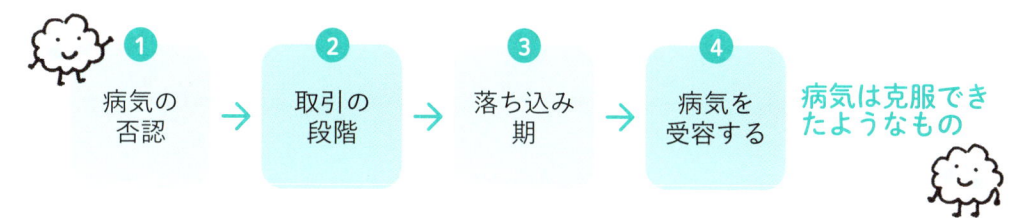

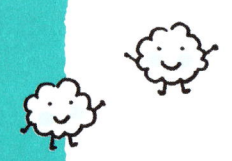

「寛解」って何ですか？

医学用語は本当に難しい。
双極症でよく使われる「寛解_{かんかい}」という言葉もその一つです。
いったいどういう状態を指すのでしょう。

「かんかい」は、精神科に限らず、慢性の病気ではよく使われる言葉。「寛解」と書くんだニャ。

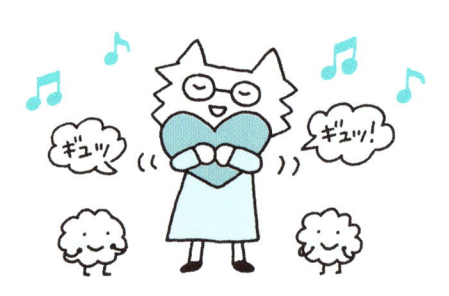

多くの人が医学用語を間違って解釈している ?!

　医師が使う医学用語は難しいと、ほとんどの患者さんは思っているのではないでしょうか？

　中でも、双極症でよく使われるけれど、わかりにくい言葉のナンバーワンは「寛解」という言葉かもしれません。実際、国立国語研究所が行った「病院の言葉にかかわる調査（2008 年）」によると、「寛解」という言葉について、患者さんとその家族の理解度は認知率 13.9％、理解率 11.7％とかなり低めです。なお、調査では「寛解」とは「病気は永遠に治らないこと」といった、患者さん側の誤解が紹介されていました。

　「寛容」「寛大」の「寛」は、ゆとりがあるという意味。「解決」の「解」は、なくすという意味。すなわち、「寛解」とは、病気の症状が治まっておだやかな状態、という意味になります。

「寛解」の本当の意味

「寛解」という言葉は、慢性疾患の症状が落ち着いて安定したときに使います。双極症では、躁状態やうつ状態が治まって、気分が安定している状態のことです。「完治」や「治癒」は、感染症などの急性疾患が治ったときに使います。「寛解」は、予防を怠ると再発する可能性がなくなってはいない状態で、病気をコントロールして、何の症状もなく、健康な人と変わりない生活を送ることができます。目標は「継続的な寛解」です。

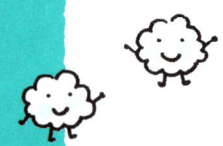

目指すゴールはどこにある？

完治しない病気になってしまった、と
がっかりしている人がいるかもしれません。
でも、双極症はうまく付き合えば
扱いやすい病気でもあるのです。

病気は自分のごく一部と考えて、病気とうまく付き合っている人も多いんだニャ。

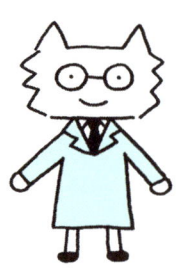

病気に打ち勝とうなんて気負わなくても、負けなければ OK だニャ。

薬を飲みながらコントロールすれば普通の生活ができます

　多くの患者さんは、薬を飲まなくてすむ状態にならないと病気が治ったとはいえないと思っているようです。

　「再発を予防するために薬を飲み続ける自分は、一生治らない病気になってしまった」と打ちのめされてしまう人もいます。

　でも果たしてそうなのでしょうか？　そういうふうに考えてしまうと、糖尿病も高血圧症も「不治の病」ということになってしまいます。

　人間が生きている限り、多くの人は何かしら病気を抱えています。

　病気を抱えていても、病気を自分でコントロールして、普通に生活ができていればいいと考えれば楽になるのではないでしょうか。

双極症は、コントロールしやすい病気の一つ

　この世にあるさまざまな難病に比べれば、双極症は扱いやすい病気の一つです。病状が落ち着いたら、薬の処方と血中リチウム濃度の測定のために、2〜3か月に1回程度受診すればいいのです。あとは普通に生活できるのですから、自分でコントロールしやすい病気といえるのではないでしょうか。

　薬を飲みながら普通に生活し、仕事をすることができれば「病気が治った」といっても過言ではないと思います。

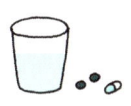

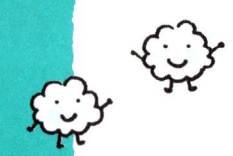

立ち止まってしまう 4つのパターン

いつまでたっても病気が治らないと感じるのは、
何か理由があるのでしょうか？

なかなか病気がコント
ロールできないという
場合には、いろいろな
パターンがあるようだ
ニャ。

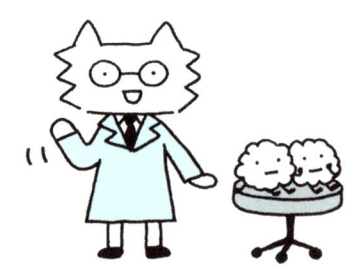

病気をコントロールできたと、なかなか感じられない場合

　なかなか病気がコントロールできないと感じるときは、さまざまな理由が考えられますが（p.72 参照）、もしかしたら患者さん自身の心の中に何か理由があるかもしれません。すっかり寛解しているのに、自分はとんでもない病気にかかってしまったと、クヨクヨと考え込んでしまう人、誰にでもある気分の変化を病気のせいと思い込んで寛解していないと思ってしまう人、病気に圧倒されて、自分はずっとこうした気分を抱えて生きていかなければならないのだとあきらめてしまう人、逆に病的な状態の自分を本当の自分と考えて、病気に身を任せてしまう人など、いろいろな場合があります。

ちょっと離れた視点から自分自身を見つめ直してみましょう

　なかなか病気をうまくコントロールできていないという人は、自分はどんなことでつまずいているのか、あらためて見つめ直してみることをお勧めします。見方を変えてみることで、その先の一歩も踏み出せるものです。次のページからは立ち止まりがちな4つのパターンをご紹介します。陥りがちな考えにストップをかけるべく「ちょっと待ったモモンガ」が登場します。

「知ってる？　僕モモンガは『あんあん』って泣くんだぁん」

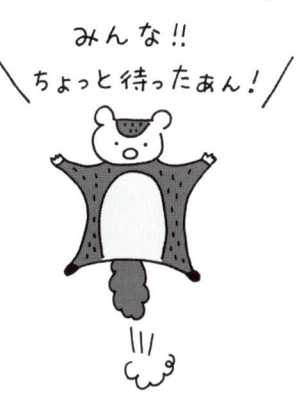

みんな!!
ちょっと待ったぁん！

ちょっヒ待った モモンが

①一生病気と付き合うのかと、暗い気持ちになってしまう

自分はとんでもない病気にかかってしまったと、
寛解期になってもクヨクヨと考え込んでしまう
患者さんがいます。

気分の波がなくなって落ち着いた状態なのに、そんなふうに考えるのはもったいないニャ〜。

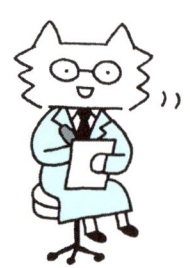

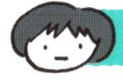 **寛解期になっているのにクヨクヨが止まらない場合**

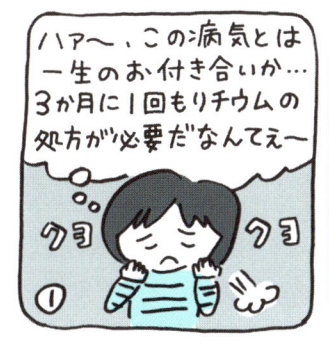

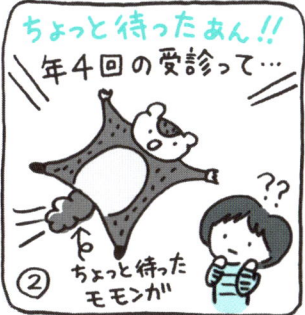

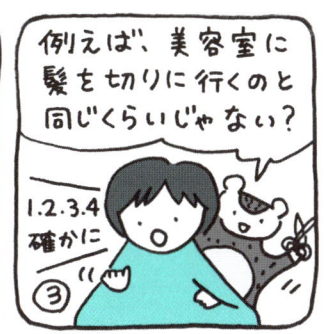

●寛解状態がずっと続けば「治った」といっていいのでは？

「薬を飲み続けなければならない自分」と考えると、何だかとても悲劇的に思えるかもしれません。でも、薬でコントロールして普通に生活ができるのなら、それを「治った」といってもいいのではないでしょうか？

　定期的な受診は少々めんどうかもしれませんが、病状が落ち着いていれば、2～3か月に1回程度受診するだけでいいのです。「美容室に行くのと同じくらいの回数だ」と考えることもできますし、「車の点検と同じで、メンテナンスするのは当たり前」という考え方もできるのではないでしょうか。

　せっかく再発を予防できる薬があるのだから活用してみようと、前向きに考えて、日々の生活を楽しんでください。

6

②みんな病気のせいと、決めつけてしまう

双極症は、躁状態、うつ状態というエピソード（病相）が繰り返し現れる病気。しかし、エピソードと関係のない喜怒哀楽の感情まで、病気のせいだと思い悩む人がいます。

継続的に治療を受けて躁、うつのエピソードが抑えられているようなら、もう次のステージに入ったと考えていいんだニャ。

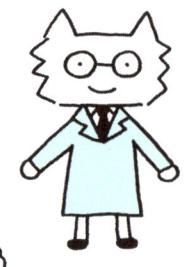

 **誰にでもある気分の変化を病気のせいと思い込んでしまう場合**

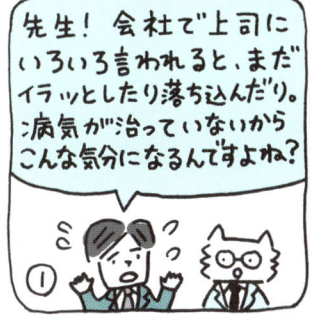
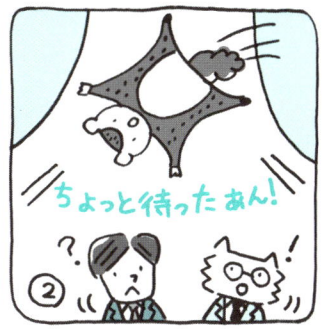
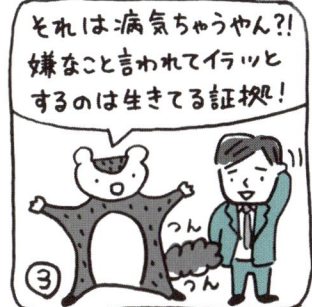

●最低限のことを守れば、ふだんは病気を忘れてもいいのでは？

双極症の患者さんが陥りがちなもう一つの状態に「気分の変動に対する見方」があります。何事にも動じない自分になれたときに初めて病気が治ったと思えるのかもしれませんが、病気を治すには、そんな悟りの境地にまで達していなくても大丈夫です。

人はみな、うれしいことがあれば喜び、嫌なことがあれば落ち込んだり、イライラしたりします。そうした感情の動きは当然のこと。病気だと思って気に病む必要はありません。

躁、うつのエピソードが抑えられている寛解状態になって、しっかり予防をしているのなら、あとは病気のことを忘れているくらいがちょうど良いのかもしれません。

7

③障害のせいと、治療を受けずに がまんしてしまう

患者さんにとって、最もつらいのはうつ状態です。
しかし、病気に圧倒されて、
「自分はずっとこうした気分を抱えて生きていかなければならないのだ」と、
治すことをあきらめてしまう人がいます。

嫌な気分がずっと続いて、何も楽しめなくなってしまうのは、うつ状態になっているからだニャン。

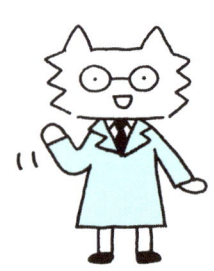

病気が治っていないのに障害だからとあきらめてしまう場合

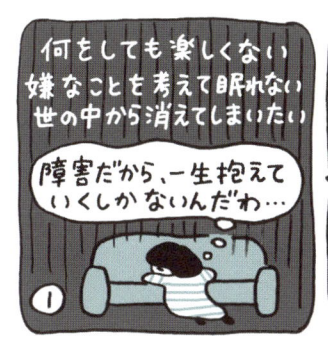

① 何をしても楽しくない　嫌なことを考えて眠れない　世の中から消えてしまいたい
障害だから、一生抱えていくしかないんだわ…

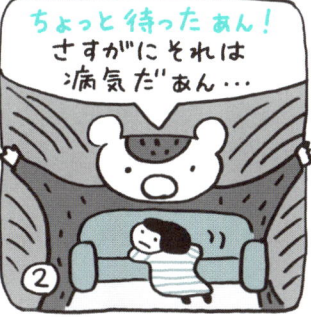

② ちょっと待ったぁん！　さすがにそれは病気だぁん…

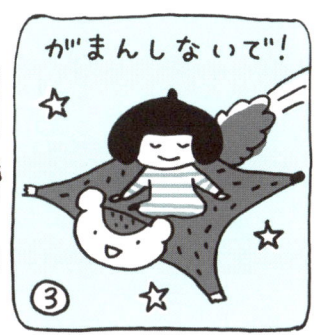

③ がまんしないで"！

●気持ちの落ち込みが続いたら、迷わず主治医に相談を

　理由もなく嫌な気分が毎日襲ってくるというような状態であれば、それは付き合うべき「障害」ではなくて、うつ状態に入っているからです。「しょうがないこと」とあきらめたり、がまんしたりするのではなく、つらい症状を何とかしたいと主治医に相談して、今の症状が良くなる方法を探したほうが良いでしょう。

　また、うつ状態のときに起こる意欲の低下や集中力の低下などは、ときに、認知機能障害（p.58 参照）の症状と誤認されてしまう場合もあります。症状をやり過ごそうとせず、きちんと治療を受けましょう。

　なお、うつ状態が重くなると寝ていることしかできなくなり、受診もできなくなってしまいます。眠れない、なんとなく疲れが取れない、嫌な気分が2週間以上消えないなどの症状が出たら、早めに受診をしてください。

④軽躁状態を本来の明るい自分と、思い込んでしまう

双極症Ⅱ型の人に多いタイプ。うつ状態が長いので、
軽躁状態に入ると「ようやく本当の自分に戻れた」と思って、
調子に乗りすぎてしまうことが少なくありません。

> 軽躁状態ではりきりす
> ぎると、結局は良いこ
> とはないんだニャ。

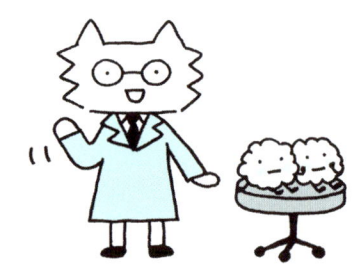

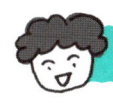

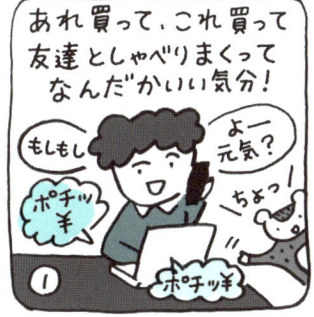
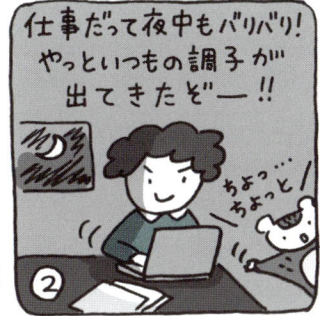
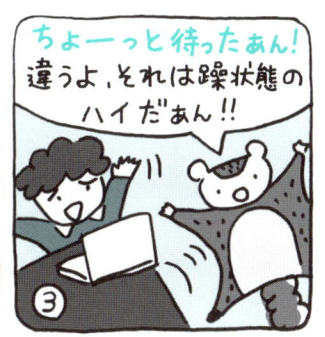

●スキップしたくなるような気分で突き進むと、大きな揺り戻しがきます

　明るくて元気な自分のどこが悪い？　と思いがちですが、「軽躁状態のときの良い状態」は、もともとのあなたのニュートラルな状態ではなく、どこかで体に無理がかかってしまっている状態なのです。

　軽躁状態をコントロールしないで病気に身を任せていると、その反動でまたうつ状態がやってきてしまい、結局いつまでも落ち着きません。

　軽躁状態がちょうど良い、などと思って調子に乗りすぎてはいけません。気分が高揚してきたことを自覚したら、多くの人とわいわい集まるような機会はなるべく避けて、いつもの調子を保つように心がけましょう。

双極症はこんな病気

双極症にはゲノム要因が大きく関与しています

双極症はもともと「躁うつ病」と呼ばれていて、昔は統合失調症とともに精神科の二大疾患とされていました。

双極症と診断されて、初めてこの病気を知ったという人も多いかもしれませんが、精神疾患の中では代表的な病気の一つです。

精神疾患はしばしば「心の病気」といわれることがあります。双極症もかつては心の病気だと思われていたことがありました。それは、双極症の患者さんの脳を調べても、パーキンソン病の患者さんなどのような明らかな病変が見つからなかったからです。

しかし、病気解明に向けて国内外でさまざまな研究が進み、現在では双極症は、体の設計図であるゲノムの要因（PART5 参照）が大きく関係する脳の病気であることがわかっています。

治療が必要な脳の病気です

双極症は、ストレスや育った環境が原因で起こる病気ではありません。まして「性格的なもの」が起因しているものでもありません。

脳という体の臓器の一つが病気になっているのです。したがって、気の持ちようだけで治せるようなものではありません。このことをしっかり理解していないと、本人も家族も間違った方向へ努力をしてしまうことになります。

繰り返しになりますが、双極症は脳の病気です。ほかの内臓疾患と同じように、薬物療法を中心とした治療をきちんと受けることが必要です。

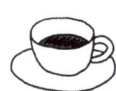

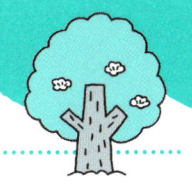

双極症の2つのタイプ

　双極症になると、(軽)躁状態とうつ状態という両極端の状態を繰り返します。双極症にはⅠ型とⅡ型の2つのタイプがあります。

　どちらもうつ状態は共通していますが、ハイな状態が異なります。入院が必要なほどの激しい躁状態がある場合は双極症Ⅰ型。一方、双極症Ⅱ型は入院の必要のない軽躁状態が特徴です。この軽躁状態は、病気ではなくて「単にテンションが高いだけ」と本人も周囲の人も誤解しがちです。そのために、病気の発見が遅れたり、再発を繰り返したりしやすい傾向があります。

自分の人生を守るためにも再発予防が重要です

　双極症は、躁状態で信用を失ったり大きな借金を抱えたり、うつ状態では長い間仕事ができなくなったりする可能性のある病気なので、しっかりとした予防をせずに再発を繰り返すと、社会的な後遺症を残してしまうことにもなりかねません。それだけではなく、再発を繰り返すと、躁状態とうつ状態の病相間隔が次第に短くなり、薬も効きにくくなってしまいます。また、こうして再発を繰り返し、罹患期間が長引くと、認知機能障害（p.58参照）が起こってしまう可能性も指摘されています。

　症状が治まると、「もう大丈夫」と思い込んで通院や服薬をやめて再発してしまう人が少なくありません。

　再発予防は、何より自分の人生を守るために必要です。この病気は再発予防が重要なポイントになることをしっかりと心に留めておきましょう。

受診のこと、ここが知りたいＱ＆Ａ

Q1 光トポグラフィー検査で診断されたんだけど？

A 精神科の病気は、内科や外科のように病巣が目に見えず、客観的な診断ができる血液検査や脳画像検査がありません。光トポグラフィー検査（近赤外光で頭部の血流パターンを測定）は、抑うつ症状がある人に対して、うつ病、統合失調症、双極症の鑑別診断の補助目的で、2014年に保険適用になりました。

光トポグラフィー検査により、客観的な診断ができるようになるのではないかと注目された時期もありましたが、その後の研究で光トポグラフィー検査には、診断的意義はそれほどないことがわかりつつあります。

日本うつ病学会は、光トポグラフィー検査だけで双極症を診断することはできないと警鐘を鳴らし、光トポグラフィー検査を行ったとしても、双極症はあくまで『DSM-5』や『ICD-10』に基づいて診断すべきとの見解を述べています。

問診による診断結果よりも光トポグラフィー検査による診断結果のほうが正しいということはありません。

Q2 双極症は、何歳ごろに発症する場合が多いの？

A およそ中学生以上の若い世代に発症することが多く、日本では発症年齢の平均は20〜30歳代と考えられています。

ただし、比較的少ないケースではありますが、高齢になってから発症する場合もあります。幅広い年齢の人が発症する可能性のある病気といえます。

Q3 もともと明るく元気な性格ですが、病気との関係性はありますか？

A 昔は、気分に波があるものの、社交性があって親切、おしゃべりで快活な「循環性格」が双極症になりやすいとされていました。

しかし、その後の研究では必ずしもこうした特徴を示す人が双極症を発症するという結果は得られていません。

現在の考え方では、「循環性格」は、病前性格というよりも、発症したあとの症状だと考えられています。

Q4 病気によって人格が変わることはあるの？

A 躁状態とうつ状態の病相が繰り返されることによって、社会的、職業的にうまくいかなくなり、引きこもったように見える場合があるかもしれません。

また、躁状態、うつ状態がコントロールされずに長期間続くと、パーソナリティ症と誤って診断されることがあるかもしれません。

しかし、これらは人格が変わったということとは違います。

Q5 双極症の人は依存症になりやすいって本当？

A 双極症ではアルコールの乱用や依存症が多くみられます。病的賭博（ギャンブル依存症）、インターネット依存症などを併存する場合もあります。さらに摂食症やパニック症、PTSD（心的外傷後ストレス症）なども併存しやすい病気です。

このようなケースでは、治療を軌道に乗せるまで少し時間がかかる場合があります。

Q6 お酒・タバコはやめたほうがいいの？

A 双極症の患者さんは、喫煙率が高く喫煙が双極症の発症要因になっている可能性が指摘されています。また、アルコール依存症にもなりやすく、お酒で失敗した患者さんが少なくありません。禁煙、禁酒をするとメンタルヘルスにも良いという報告があります。

「やめたほうがいいかな」と思い立ったときが、やめる絶好のチャンスといえます。

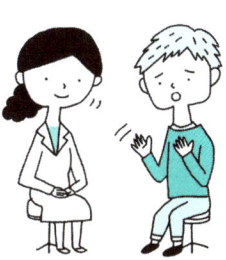

Q7 年齢とともに再発しにくくなり、年を取れば病気が治ることはありませんか？

A 残念ながら、年齢とともに再発しにくくなったり、自然に病気が治ったりすることはありません。双極症は、80歳になっても再発を繰り返す病気なのです。再発をすると多くのものを失うリスクがあります。自分の人生を守るためにも、維持療法が必要です。

しかし、一方できちんと通院し薬を飲み、再発の予兆に気を付けていれば、仕事も続けていけます。病気をコントロールしながら、以前と変わらない生活を送っている人がたくさんいます。

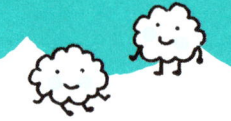

「双極性障害」から「双極症」へ

　WHO（世界保健機関）の国際疾病分類の改訂版『ICD-11』から、これまで「双極性障害」と訳されていた bipolar disorder が、「双極症」と訳されることになりました。ハンディキャップという意味ももつ「障害」から、病気を表す「症」という言葉に変わるのです。行政文書などには ICD を使うことになっているため、『ICD-11』の日本語版が公示され次第、正式な病名が「双極症」に変わります。

　それに先立ち、2023 年に日本語版が発行された、『DSM-5-TR』で、訳語が「双極症」に変わりました。『DSM』は、アメリカ精神医学会が作成した、精神疾患の診断基準で、日本でも精神疾患の診断基準として、臨床・研究に用いられています（なお、TR とは、解説文が改訂されたということなのですが、実際には診断分類も微調整されています）。

　本書では、変化を先取りして、「双極症」を用いています。

　病名が「双極症」に変わることで、社会的な偏見がなくなり、より患者さんが生きやすい社会になることを願うばかりです。

もっと知りたい
症状・治療のこと

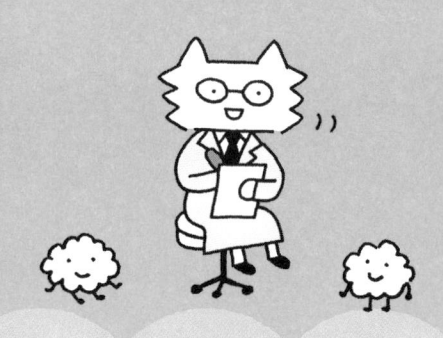

双極症で気になる 5つの症状

双極症は、躁状態とうつ状態という
正反対の気分の波を繰り返す病気ですが、
症状は数学のプラスかマイナスのように、どちらか
という単純なものではありません。

知らないとビックリしてしまうような症状が、起こることがあるんだニャ。

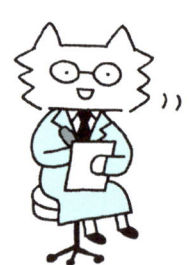

でも、薬でコントロールをすればやがて落ち着いてくるから、前向きな気持ちで治療を受けてほしいニャ。

躁とうつ以外に知っておきたい症状

　双極症は、躁（軽躁）病相と、うつ病相を繰り返す病気ですが、躁状態からうつ状態へ、あるいはうつ状態から躁状態へ変わるときなどに、躁とうつが混ざった「混合状態」（p.34 参照）が起こることがあります。

　また、躁状態からうつ状態へ、うつ状態から躁状態へ急激に移り変わる「躁転・うつ転」（p.36 参照）が起こったり、寛解期がほとんどない「急速交代型」（p.42 参照）が起こったりもします。「精神症症状」（p.38 参照）や「カタトニア」（p.40 参照）などが現れることもあります。

　もちろん、これらはいずれも治療によって治るものです。

　自分でも思いもしない状態になって混乱することがあるかもしれませんが、病気ゆえに起こるものです。治療をしていけば、ふだん通りの社会生活を送ることができます。

前向きな気持ちで受けたい維持療法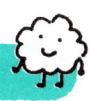

　双極症の治療の大きな目標は、再発を予防して普通の生活を送れるようにすることです。

　再発を防ぐための維持療法では、薬物療法に加え、再発しにくい考え方や生活習慣を身に付けていく心理社会的治療（精神療法の一つ）がとても大事です。本章では、双極症に有効な治療法について解説していきます。

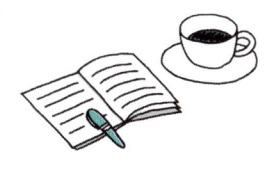

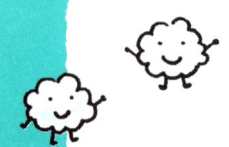

躁とうつが入り交じる
「混合状態」

「混合状態」は、通常の躁状態やうつ状態とは
少し違う状態です。
この状態が一番つらいという患者さんもいます。

混合状態でじっとして
いられず死にたい気持
ちが高まると、特に注
意が必要ニャンだ。

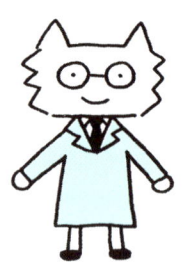

そんなときは、周囲
の人に今の気持ちを
伝えて助けを求めて
ほしいんだニャ。

「行動」「考え」「気分」がちぐはぐな状態になります

　「躁状態にうつ」「うつ状態に躁」が混ざって現れるような場合を「混合状態」といいます。例えば、躁状態のときに、興奮してひどく活動的になっているけれど、気分は憂うつで生きていても仕方がないと思いつめたりします。反対にうつ状態で気分の落ち込みが激しいのに、いてもたってもいられない感じが強くなって動き回ることもあります。

　以前の『DSM- Ⅳ』（アメリカ精神医学会がつくった精神疾患の国際的な診断基準）では、混合性エピソード（病相）は、躁状態とうつ状態の両方の診断基準をすべて満たす状態とされていました。しかしこの両方の基準をすべて満たす患者さんはめったにみられません。

　そこで改訂された『DSM-5』では躁状態、うつ状態に「混合性の特徴を伴う」という用語が付け加えられました。冒頭でお伝えしたように、現在は躁状態にうつ状態が、うつ状態に躁状態が「混ざっている」状態を混合状態としています。

早めの受診が大事です

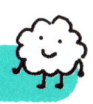

　混合状態は、躁状態（軽躁状態）からうつ状態へ、うつ状態から躁状態（軽躁状態）へと入れ替わる「躁転・うつ転」（次ページ参照）に伴って現れることもあります。混合状態では、自殺のリスクが高まるので、特に注意が必要です。なお、躁状態なのに不機嫌な状態を「不機嫌な躁病」といいますが、これも混合状態に近いものです。

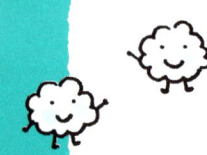

急にうつから
躁に交代する「躁転」

昨日までうつ状態だったのに、
今日は全然違う。
双極症の病状はたった1日で
大きく変化することがあります。

急に躁転したときは、
周りもビックリ。大き
な問題が起きる前に、
自分が躁転しているこ
とを認識して対処する
ことが大事ニャンだ。

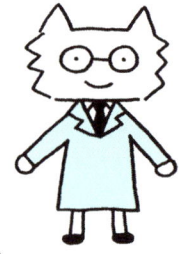

数時間で「躁転」「うつ転」が起こることも

　双極症は躁状態とうつ状態を繰り返す病気で、その間は気分が安定している「寛解期」になることも多いのですが、寛解期を経ることなく、うつ状態から躁状態へと急速に移行するのが「躁転」です。反対に、躁状態から急速にうつ状態に移行する「うつ転」もあります。スイッチが切り替わるようなこれらの状態をまとめて「スイッチプロセス」と呼ぶこともあります。

　躁転は、1〜2週間から速い人では数時間で切り替わります（うつ転はもう少し長い経過をたどります）。

　うつ病の治療薬である抗うつ薬（特に三環系抗うつ薬）の使用や、徹夜などが引き金になります。近親者を亡くしたことを機に起きる「葬式躁病（p.132参照）」も、よく知られています。

双極症では抗うつ薬を使わないのが原則です

　双極症のうつ状態のときに、三環系抗うつ薬を服用することによって躁転を繰り返す場合が多いことから、現在では、双極症には三環系抗うつ薬はほとんど使われなくなりました。

　抗うつ薬自体に躁転する副作用があるというわけではありませんが、双極症の人がうつ病と診断されて抗うつ薬での治療を受けることにより、うつ状態が治らないばかりか、急激に躁転することがあるのです。さらに1年のうちに4回以上も躁状態とうつ状態を繰り返す急速交代型（p.42参照）を誘発してしまうこともあるので、注意が必要です。

いくら説得しても
考えが修正できない「妄想」

うつ状態や躁状態が重くなると、
「妄想」が現れることがあります。
双極症の場合、妄想は
まれなことではありません。

特にうつ状態のときの
妄想は、とってもつら
いニャ。

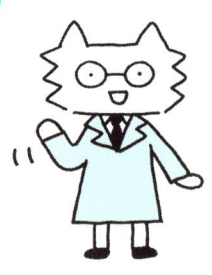

でも気分安定薬と抗
精神病薬の併用な
ど、一定の治療を受
けていけば、改善し
ていくのだニャン。

躁状態でみられる「妄想」、うつ状態でみられる「妄想」

　双極症の精神症症状は、躁状態ではおよそ半数以上、うつ状態でも3分の1から半数にみられます。その多くは「妄想」で、真実でないことを真実だと思い込み、いくら説得しても考えを変えることができません。例えば、「自分の病気は決して治らない」などといいますが、これが妄想であることを知らないと、ずいぶん頑固だなと思ってしまって、対応が遅れてしまう場合があります。より重くなると、妄想に関係した幻聴が現れることもあります。

躁状態で多くみられる妄想

誇大妄想：「自分は神の生まれ変わり」「アラブの王族の血をひいている」「100兆円の資産を持っている」などと考えてしまう。

被害妄想：誇大妄想から発展して、重要人物だから暗殺者に狙われているなど、被害妄想にとらわれる。

うつ状態でみられる妄想

罪業妄想：ちょっとしたミスや過去に起こした小さな失敗でも「自分は重大な罪を犯してしまった、収監される」などと思い込む。

貧困妄想：実際よりも経済的に困窮していると思い込み、十分に貯金があっても「破産した」などと思い込んでしまう。

心気妄想：「不治の病にかかってしまった」「自分のうつ病は誰にも治せない」などと思い込む。

虚無妄想、否定妄想：「腸がなくなったので便が出ない」などと、臓器の存在などを否定する。

不死妄想：「苦しみは永遠に続き、死ぬこともできない」などと考えてしまう。

一時的に興奮・昏迷を生じる「カタトニア」

外からの刺激に対して、
まったく反応ができなくなる状態が「昏迷」。
興奮や昏迷で周囲の人は驚き慌てますが、
それほど珍しい症状ではありません。

こんな症状があると知らなかったら、周りの人たちはビックリだニャ。

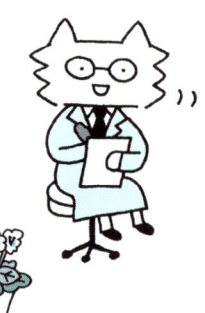

統合失調症やうつ病でも起こる症状で、自分ではどうしようもできないけど、周囲で起きていることは理解しているし、あとから思い出せるんだニャ。

周囲の人を慌てさせますが、治療法は確立しています

　双極症のうつ状態や躁状態が重くなると、一時的に「カタトニア」と呼ばれる状態がみられる場合があります。「トニア」はギリシャ語で「緊張」の意味で、ほかにも「ジストニア」（不随意運動）といった言葉があります。このカタトニアには、興奮している状態と昏迷状態があり、精神活動が異常に増えたり減ったりします。例えば下の1～6のような症状が現れます。

　こうした症状が現れた場合、基本的な日常の生活が送れなくなるので、多くは入院が必要になります。カタトニアには薬物療法や電気けいれん療法（p.70 参照）などの治療法が確立しています。予後も良好です。

主なカタトニアの症状

1 昏迷：意識は保たれているが、外部からの刺激に反応せず、自らの意思を示さない状態。

2 カタレプシー：自らの意思が極端に低下してしまった状態で、同じ姿勢をとり続けて変えようとしない。

3 無言症：話しかけてもまったく言葉を発しない。

4 拒絶症：態度や行動で拒絶を示す。

5 反響動作・反響言語：例えば、相手が手を上げれば一緒に手を上げ、「大丈夫ですか？」と問いかけると「大丈夫ですか？」と答えるなど、相手の動作や言葉をそのまま真似する状態。

6 常同症：無意味な姿勢や動作をし続けたり、無意味な言葉を発し続けたりする。

病相の間隔がどんどん
短くなってしまう「急速交代型」

躁状態とうつ状態を、１年に４回以上繰り返す
「急速交代型（ラピットサイクラー）」という
状態があります。外来の患者さんの
約5〜20％にみられます。

急速交代型になると、
ストレスとは関係なく
再発するようになって、
リチウムも効きにくくな
るんだニャ。じっくり治
療することが大切ニャ
ンだ。

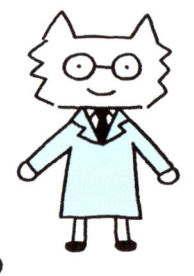

再発するたびに、躁とうつの間隔がどんどん短くなっていきます

「急速交代型（ラピットサイクラー）」は女性に多くみられ、甲状腺の機能低下（甲状腺ホルモンの分泌が低下している状態）に伴って現れる場合も少なくありません。

双極症を発症したときから急速交代型である場合と、途中から急速交代型になる場合がありますが、後者が全体の約8割を占めています。

途中から急速交代型になった人の場合、慢性的な家庭内のストレスなどが関与していることがあります。そのほか、三環系抗うつ薬が急速交代型を引き起こすことが報告されています。

躁やうつをコントロールしていないと、再発を繰り返すたびにその間隔が短くなり急速交代型になってしまいます。急速交代型になると、寛解期がほとんどなくなってしまう場合もあります。さらに、再発予防にも有効なリチウムも効きにくくなってしまい、リチウム以外の薬の併用が必要になります。いずれにしても、急速交代型になると、めまぐるしく気分が変わり、患者さんにとっても家族や周囲の人にとっても大きな負担になります。

再発を繰り返すうちに周期が短くなっていく

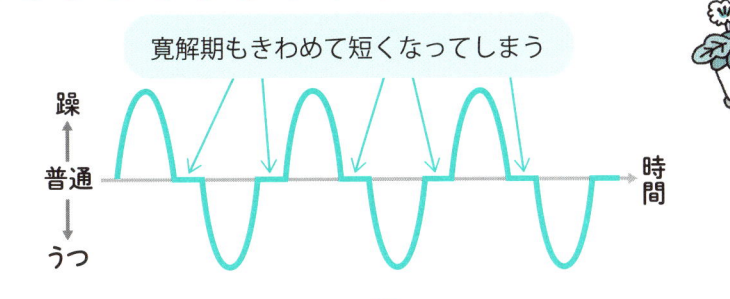

寛解期もきわめて短くなってしまう

躁 — 普通 — うつ　時間

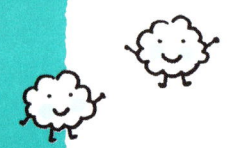

双極症と併存しやすい「不安症」と「発達障害」

双極症の患者さんは、
いくつかの精神疾患を一緒に抱えてしまうことがあります。
「不安症」や「発達障害」はよくみられる疾患です。

ほかに病気があると、治療を軌道に乗せるまで少しばかり工夫が必要だニャ。

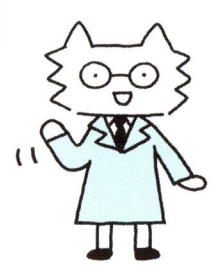

どんな病気を併存しているのかを知ることで、自分の不安や行動が納得できたという患者さんもいるニャ。

双極症に伴いやすい「不安症」

「不安症」には、一度パニック発作が起きると、また起きるのではと不安になり外に出られなくなったりするパニック症、人前に出ることが苦痛になる社交不安症などがあります。不安症は、双極症に比較的多くみられる併存症※です。

　そのほか強迫症や PTSD（心的外傷後ストレス症）などを伴う場合も少なくありません。

双極症と似ている「発達障害」の特徴

　注意欠如多動症（ADHD）や、自閉スペクトラム症（ASD）などの「発達障害」は、双極症と併存することも多いと報告されています。特に、注意欠如多動症は、衝動性などの面で症状が双極症と重なる部分があります。

　注意欠如多動症の特徴は、「不注意（集中力が続かない、忘れっぽい）」「多動性（落ち着きがない）」「衝動性（順番待ちができない）」などが挙げられます。

　自閉スペクトラム症は、「対人関係（コミュニケーションの障害）」「こだわり（興味の偏り）」などの特徴があります。

※【併存症】：ある病気が原因でほかの病気が起こることを合併症というが、関係があるかどうかわからない2つの疾患が同時に発症している場合を併存症という。

躁状態のとき

躁状態は、万能感に満ちあふれます

　躁状態になると、気分が高揚し「自分は何でもできる」といった万能感に満ちあふれます。休養も睡眠も取らずに、周囲の人が心配するほどエネルギッシュに動き回ります。頭がさえて、自分が本来もつ能力と魅力がここにきて開花したと感じられるかもしれません。一方で活動性が高じて、散財や借金、暴言や暴力、大量飲酒、性的逸脱行為に走ったりします。

人生に大きなダメージをもたらします

　躁状態のときは、本人は絶好調だと思っていますから、次々に起こす問題行動で周囲の人や家族に迷惑をかけていることなど思いもよりません。

　しかし結果的に大きな借金を背負ったり、会社から解雇されたり、離婚したりして、経済的にも社会的にも大きな損失を負うことになります。

　また、躁状態が激しいほど、その反動で次にくるうつ状態の波も大きくなります。うつ状態のときは、躁状態のときの行動を思い出し後悔の念にさいなまれます。自分でもコントロールできない躁状態の逸脱行動は、再発を何度も経験しないとなかなか自覚できません。

躁状態のときは経済的・社会的な損失を負うリスクがある

気分が高揚して、異常にエネルギッシュになる	→	コントロール不能な暴走が始まる	→	破綻して、人生が大きく損なわれる
		●散財　●借金 ●暴言　●暴力 ●性的逸脱　など		●仕事や家庭を失う ●多額の借金を背負う ●健康を損なう　など

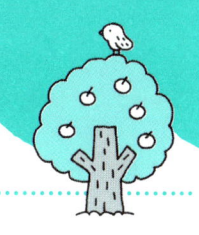

本人も周囲の人も気づきにくい軽躁状態

　双極症Ⅱ型の軽躁状態は、双極症Ⅰ型の躁状態ほど激しくありません。

　周囲の人も自分もそれほど困らない程度で、気分の高揚が4日以上続きますが、Ⅰ型の躁状態のように入院が必要になるほどの大きなトラブルを起こすことはありません。「うつ状態が良くなって、テンションが上がっているだけ」と本人も周囲の人も見逃してしまいがちです。

　「いつもと違う。別人みたいだ」と周囲の人が病的なテンションに気づいても、特に問題を起こすわけではないので「気分の波が大きい人」「性格的なもの」として片づけてしまうことが少なくありません。

軽躁状態だから、病気が軽いわけではありません

　軽躁状態は、ハイテンションにはなるけれど、周囲の人に迷惑をかけないならいいんじゃない？　と思いがちですが、正常なときの「明るい気分」とは異なるものです。軽躁状態であっても、病的に気分が高揚しているのですから、いくら本人が、調子が良いと思っていても、軽躁状態のときの言動が良い結果を招くとは限りません。

　また、双極症Ⅰ型と同じように気分爽快な軽躁状態のあとは、必ず長いうつ状態がきます。さらに問題なのは、病気である自覚がなかなかもてないことです。軽躁状態が再発すると、ようやく「うつの長いトンネルから抜け出して本来の自分に戻った」と軽躁状態に身を任せてしまい、やりすぎてしまう人もいます。

　双極症Ⅱ型では、Ⅰ型に比べて摂食症や不安症、アルコール依存症などが多くみられることも指摘されています。

　Ⅰ型とⅡ型は、それぞれの病気がもつリスクが異なっているといえます。

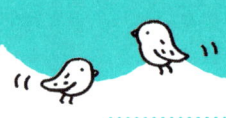
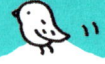

躁状態のとき

躁状態のときに現れやすい、こんな気分・こんな行動

☐ エネルギーが満ちあふれて、じっとしていることが難しい

☐ 何かをしたくてしょうがない

☐ 睡眠を取らなくても疲れを感じない

☐ 次から次へ企画やアイデア、やりたいことが湧き上がってくる

☐ 頭の回転が良くなったように感じる

☐ 新しい体験や非日常的なことをやってみたくなる

☐ 何事にも自信満々の態度で臨む

☐ 自分がとても偉くなったように感じる

☐ 多弁になったり、電子メールや LINE（ライン）などのメッセージも読み手の都合を考えず長文で送ったりする

☐ 上司など周囲の人たちが無能に思える

☐ 性的逸脱行為に走る

＊躁状態が悪化すると、「神の声が聞こえる（幻聴）」
「世界を救えるのは自分だと思う（誇大妄想）」
などの症状が現れる場合があります。

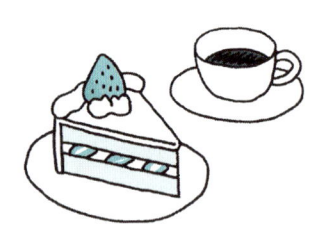

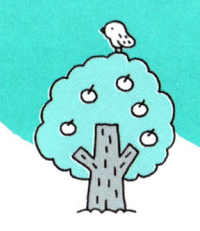

Q 躁のときって創造性が激しく高まって、
いい状態なんじゃない？

A 躁状態のときは何事も中途半端。創造性は高まりません

　精神医学者のナンシー・C・アンドリアセンの論文によると、全米作家協会のメンバーに対して行った調査では、作家に双極症が有意に多かったという報告がありますが、サンプル数が少ないため確証には至りません。また最近では、アイスランド全国民のゲノムデータを用いた研究から、双極症と創造性に関するデータが報告されました。創造性にかかわる職業の人 1,312 人のポリジェニックリスクスコア（疾患へのかかりやすさの指数）を計算したところ、双極症と統合失調症のスコアが高かったという結果が出ました。ただし論文では、この結果は創造性にかかわる遺伝的多様性の 0.25％しか説明しないとも明記されています。

　これらのデータからもわかるように、現在のところ双極症が創造性を生み出す病気であるという結論づけはできません。

　芥川賞作家の絲山秋子さんは、世界双極性障害デーフォーラムの折、創造性と躁状態の関係について質問されたとき、「小説は躁状態では書けません。寛解期でないと書けないのです」と答えていました。躁状態のときはどんなことも中途半端にしかできないのです。いい仕事ができるのは、躁でもうつでもなく寛解期なのです。躁状態は人生を台無しにする危険性があります。気分が高揚しているだけで創造性が高まっているわけではないことを心に留めておいてください。

うつ状態のとき

すべてのエネルギーが枯渇した状態に

　うつ状態のときは、心も体もエネルギーが枯渇した状態になります。うつ状態では意欲が低下し、どんなに良いことがあっても気持ちが晴れず、嫌な気分が毎日続いて、自分を過剰に責める思考が頭の中をめぐります。多くは不眠になりますが、過眠になることもあります。好きなことにも興味がもてず、体が鉛のように重くなって、起き上がれなくなると訴える患者さんも多くいます。

躁状態が激しいほど、その後の落ち込みがひどくなります

　思考面で特に患者さんをつらい気持ちにさせるのは、躁状態のときにトラブルを起こした自分の行動です。後悔と自責の念に苦しんで、この世から消えてしまいたいと思うこともあります。

　家族や周囲の人は、患者さんがうつ状態になると大きなトラブルを起こさなくなるのでホッとしますが、患者さんにとってはうつ状態が最もつらくて苦しい期間です。けれども、うつ状態は薬物療法で安定させることができます。また、偏りがちなネガティブ思考やストレスは、精神療法によって軽減させる方法を学ぶことで、少しずつ脱却することができます。

うつ状態で陥りがちな「ぐるぐる思考」

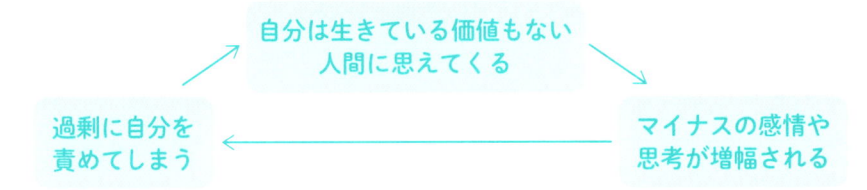

自分は生きている価値もない人間に思えてくる

過剰に自分を責めてしまう

マイナスの感情や思考が増幅される

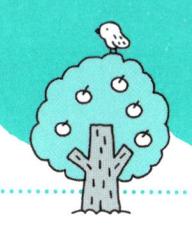

双極症のうつ状態の特徴

　双極症のうつ状態は、一般にいわれる「うつ病」に比べると、制止（動作がゆっくりになってしまう）が強いといわれています。さらに、多くの場合、寝付けない、早朝に目が覚める、過眠といった睡眠障害があります。また、妄想や幻聴を伴うことが少なくありません。

うつ状態は、躁状態よりずっと長く続きます

　うつ状態の苦しさは、その期間が長いことにも要因があります。躁状態に比べると、うつ状態でいる期間のほうがはるかに長いのです。
　双極症Ⅰ型の人は病気の全期間のおよそ3分の1をうつ症状とともに過ごすというデータがあります。双極症Ⅱ型の人のうつ状態は、Ⅰ型よりもさらに長く、病気の全期間の約半分をうつ症状とともに過ごしています。

病気の全期間で各症状が占める割合

《双極症Ⅰ型（12.8年追跡）》

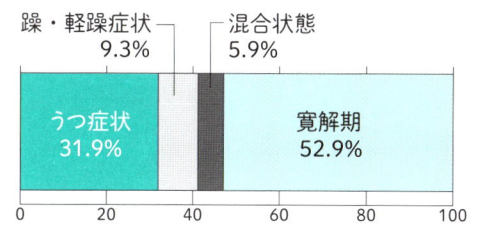

躁・軽躁症状 9.3%　混合状態 5.9%
うつ症状 31.9%　寛解期 52.9%

（出典）Ⅰ型：Arch Gen Psychiatry 59,6
　　　　p.530-7,2002

《双極症Ⅱ型（13.4年追跡）》

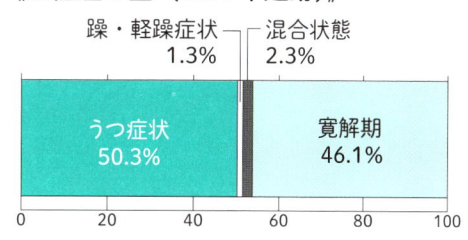

躁・軽躁症状 1.3%　混合状態 2.3%
うつ症状 50.3%　寛解期 46.1%

（出典）Ⅱ型：Arch Gen Psychiatry 60,3
　　　　p.261-9,2003

うつ状態のとき

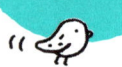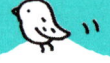

うつ状態のときに現れやすい、こんな気分・こんな行動

- ☐ 重苦しい嫌な気分が、1日中あり何日も続く
- ☐ 自分を過剰に責める思考が、ぐるぐると頭の中をめぐる
- ☐ どんなに良いこと、楽しいことがあっても気分の落ち込みが続く
- ☐ それまで興味・関心をもっていたことに、まったく興味がもてなくなる
- ☐ 疲労感があり、何をするにもおっくうになる
- ☐ 何を食べても味気なく、体重が減る。あるいは、甘いものなどが異常に欲しくなって過食に走り、体重が増加する
- ☐ 不眠になる（過眠になることもある）
- ☐ はたから見ると、動きが全体的にゆっくりになる
- ☐ どうしよう、どうしようという焦燥感から、じっとしていられなくなる
- ☐ うまくいかないのはすべて自分が悪いと思い込む
- ☐ 自分は世の中の役に立たない、取るに足らない人間だと感じる
- ☐ 何事にも集中できず、人の話を聞いてもまったく頭に入らない

＊うつ状態が悪化すると、「自分は大変な罪を犯した」
といった妄想や、外部の刺激に一切反応しないカ
タトニアなどの症状が現れる場合があります。

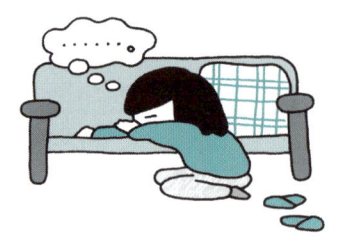

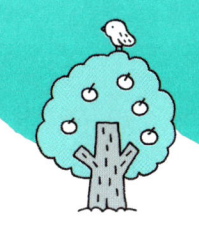

Q 双極症Ⅰ型、Ⅱ型のうつ状態に違いはあるの？

A Ⅰ型とⅡ型では、症状と特徴が少しずつ異なります

　一般的なうつ病では、何があっても気分が良くなることはありません。これはⅠ型のうつ状態も同じですが、Ⅱ型のうつ状態では、非定型うつ病（p.54参照）の特徴と重なる部分がみられます。Ⅱ型の人はこうした特徴がボーダーラインパーソナリティ症※と間違われやすい要因となっているのかもしれません。

	双極症Ⅰ型	双極症Ⅱ型
うつ状態の期間	●病気の期間の約3分の1でうつ症状 ●うつ状態の回数はⅡ型よりは少ない ●うつ状態の期間が長い	●病気の期間の約半分でうつ症状 ●Ⅰ型に比べてうつ状態の回数が多い ●急速交代型（p.42参照）が多い
うつ状態の特徴	●重症度が高く、入院することが多い	●女性に多い
うつ状態に多くみられる症状	●妄想や幻聴など精神症症状（p.38参照）を伴うことが多い ●焦燥感が強い	●自殺を考えたり、自殺を企てたりすることが多い ●不安感が強い ●非定型うつ病の特徴（抑うつ気分が良いことがあると改善する、過眠、過食など）と重なり合う部分が多い 【女性の場合】 ●月経前に不快な気分が強くなる ●アルコールの乱用が多い

※【ボーダーラインパーソナリティ症】：旧境界性パーソナリティ障害。感情の起伏が激しく精神状態が不安定であるという特徴をもつパーソナリティによって、対人関係に支障をきたすケースに診断される精神疾患。

8

双極症と区別が必要なさまざまなうつ病

　うつ状態で受診した場合、それまでに躁状態・軽躁状態になったことがなければうつ病と診断されます。うつ病には、さまざまなタイプがあり、双極症と似た特徴をもつものも多くあります。

●メランコリー型うつ病

　一般的にイメージする従来型のうつ病です。いっときも気分が晴れることはなく、過度な罪悪感、日内変動（朝のほうが調子が悪い）、食欲低下、体重減少、早朝覚醒などの症状を伴います。きちょうめんでまじめな性格のため、仕事の責務や役割に過剰に適応しようとしすぎて、破綻してしまうような経過をたどることも多いようです。

●非定型うつ病

　うつ病の診断基準は満たすものの、典型的なメランコリー型うつ病とは異なる症状があるものを「非定型うつ病」といいます。良いことがあれば楽しくなる、過眠や過食傾向があり、他人からの批判に過敏に反応する、などの特徴があります。病気の背景には、幼児期のトラウマ（心的外傷）などが関係しているのではないかといわれています。

●双極スペクトラムうつ病

　今はうつ病と診断されているけれど、将来、躁状態や軽躁状態になって、双極症と診断される可能性のあるものを「双極スペクトラムうつ病」といいます。『DSM-5』には取り入れられていませんが、次の①〜⑥の項目のうち多数にあてはまる場合には、双極症になる可能性が高くなります。

①親や兄弟姉妹が双極症
②発症年齢が若い
③病相の回数が多い
④非定型うつ病がみられる
⑤精神症症状がある（p.38 参照）
⑥抗うつ薬が効きにくい

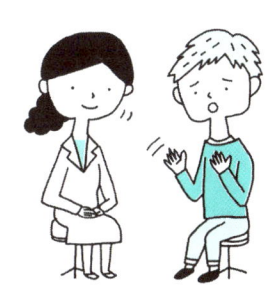

●季節性うつ病

「季節性うつ病」というものがあります。季節性の場合、秋から冬にかけては、スイッチが入ったようにうつ状態になります。「季節性感情障害」については p.74 を参照してください。

●血管性うつ病

　75 歳以上の患者さんの脳を MRI（磁気共鳴画像装置）で見ると、多くの人に脳梗塞のあとがみられます。当初、脳梗塞によってうつ病になると考えられていました。しかしその後の研究では、うつ病の人は脳梗塞になりやすいといった報告もありまだ詳しいことはわかっていません。

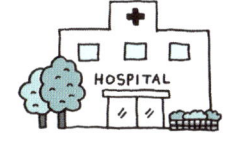

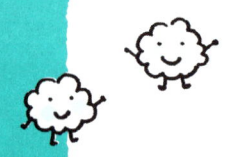

みなさんに考えてほしい
２つの課題

双極症の患者さんは、ほかの人と比べて
寿命が短いというデータもあります。
なぜでしょう？　回避できるのでしょうか？

「自殺を遠ざけるために、するべきこと」を知りたい人は『これだけは知っておきたい双極症 第３版』p.141 を見てニャ！

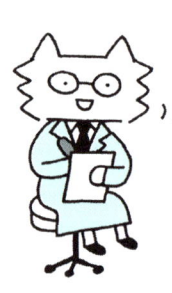

大事なのは「自分の体は自分で守る」ことニャんだ。

厚生労働省のホームページ「まもろうよ こころ」では、フリーダイヤル（24時間体制）の電話相談や、ＳＮＳやチャットでの相談窓口を紹介しています。つらいときに人に気持ちを話すことで、少しほっとできると思います。
https://www.mhlw.go.jp/mamorouyokokoro/

リチウムの服用で自殺リスクを遠ざけよう

　双極症の患者さんは、一般の人に比べて寿命が短いという報告があります。その要因は2つあると考えられています。

　1つめは自殺のリスクです。双極症の患者さんは一般の人と比べて20〜30倍も高いという報告があります[※]。躁とうつが混在している混合状態のときは、特に注意が必要です。「死にたい気持ち」が強くなってきたら、すぐにかかりつけの主治医に連絡をして、今の気持ちを伝えてください。つらい気持ちになったときに24時間体制で相談に乗ってくれるサポート機関（前ページ参照）もあります。1人でつらい気持ちを抱え込まないことです。

　また、信頼性の高いエビデンスにより、希死念慮や自殺は長期間リチウムを服用することで減らせることが証明されています。自殺を遠ざけるためにもリチウムの服用をしっかり続けることが重要です。

※（出典）Pompili M, et al. Bipolar Disord. 2013;15(5):457-90.

メタボからの脱却を心がけよう

　2つめの要因は生活習慣病です。喫煙や飲酒、栄養の偏り、運動不足などは生活習慣病になるリスクを高めることが知られていますが、双極症の患者さんは心血管系疾患や呼吸器系疾患による死亡リスクが一般の人と比べて高いことが報告されています[※]。自殺で亡くなる人よりも、脳梗塞や心筋梗塞など心血管系の病気で亡くなる人の割合のほうが多いのです。脳血管系の病気は、認知機能障害のリスクも高めます（次ページ参照）。意識的に生活リズムを整えてメタボから脱却することが大切です。

※（出典）J F Hayes, et al. Acta Psychiatr Scand. 2015;131(6):417-25.

認知機能障害ってどんなこと？
誰にでも起こるもの？

双極症になって、以前の自分と比べて
能力が落ちたと感じる人もいます。
認知機能障害とは具体的には
どんなことなのでしょうか。

認知機能障害は、患者さんの心がけ次第で、リスクを減らすことができるんだニャ〜。

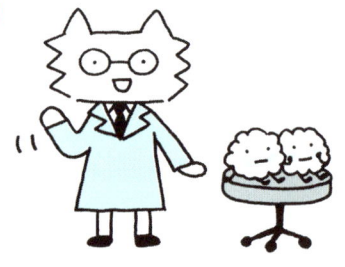

認知機能障害とは、どんなこと？

　認知機能の低下は、統合失調症やうつ病、パーキンソン病など多くの精神神経疾患でみられるものです。双極症の場合も、患者さんの認知機能を測定すると低下していることがあります。

　認知機能が低下すると、物事に注意を向けたり、記憶したり、計画的に段取りを付けて行動したりすることなどが、うまくいかなくなります。

　認知機能が低下する要因としては、「不眠などの睡眠障害」「罹患期間が長く、躁エピソード（病相）を何度も繰り返している」また、ベンゾジアゼピン系（p.108 参照）などの向精神薬が影響する可能性もあります。これらの多くは、患者さんの心がけ次第でリスクを最小限に減らすことができます。

リスクを最小限に減らすために今日から見直したい4つのポイント

①**睡眠を見直す**：睡眠リズムを整えて、質の良い睡眠が取れるように心がけましょう（p.120 ～ 127 参照）。

②**再発予防を心がける**：PART4 参照。

③**薬を見直す**：不要なベンゾジアゼピン系の薬を減らす、抗精神病薬は最小限にして治療するなど、主治医と相談を。

④**生活習慣を見直す**：脳卒中など脳血管障害によって脳の機能が影響を受ける場合もあります。生活習慣病の予防を心がけましょう（p.140 参照）。

寛解期の維持療法の ポイントは？

寛解期は、再発を防ぐことが最重要課題。
元の生活が送れるように、
しっかり病気と向き合っていきましょう。

「やっぱり自分は病気じゃない」「自分に限って再発しない」は、悪魔のささやきニャンだ。

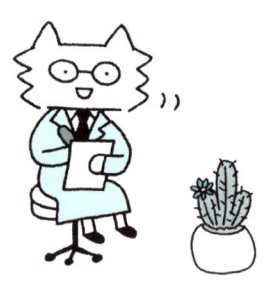

薬物治療、心理社会的治療、セルフケアの３本柱で再発防止

　双極症は、躁状態とうつ状態が落ち着いてから、患者さんがどのように治療と向き合っていくかが大きなカギになります。

　躁でもうつでもない、症状がすっかり治まった寛解期になって何も困っていないときに、薬を飲み続けたり、生活リズムを崩したりしないよう心がけるのは並大抵のことではありません。けれども、双極症は再発を繰り返しやすい病気であり、１回の再発でも人生を台無しにしてしまうことがあります。

　ここからは、再発予防が治療の目標になります。治療が軌道に乗れば、２〜３か月に１回程度外来を受診しながらうまく病気をコントロールしていけるようになります。そうなれば、病気は人生のほんの一部分にすぎないものになります。

維持療法の目標

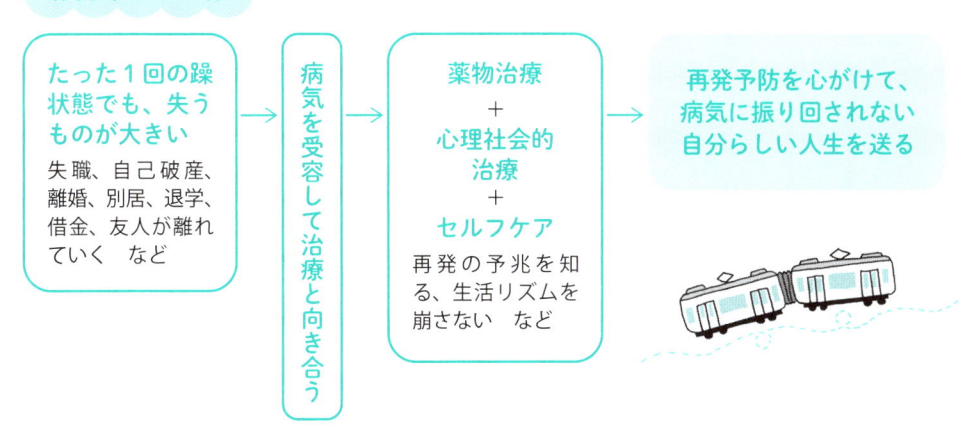

たった１回の躁状態でも、失うものが大きい	→	病気を受容して治療と向き合う	→	薬物治療 ＋ 心理社会的治療 ＋ セルフケア	→	再発予防を心がけて、病気に振り回されない自分らしい人生を送る
失職、自己破産、離婚、別居、退学、借金、友人が離れていく　など				再発の予兆を知る、生活リズムを崩さない　など		

12

精神療法は
有効なのでしょうか？

双極症は、心の病気ではないのだから
薬さえ飲んでいれば十分ではと、思うかもしれません。
病状を安定させるためには、
精神療法も大事な治療の一環です。

> 精神療法は、自分の
> 問題に気づくことから
> 始まるんだニャ。

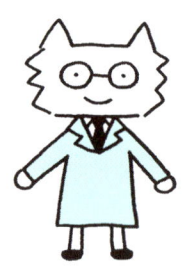

> 薬物療法との相乗
> 効果が期待できるん
> だニャ！

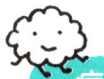

病気と再発に対する理解を深める心理教育

　双極症の治療で主な柱となる精神療法には、「心理教育」「対人関係・社会リズム療法」「認知行動療法」などがあります。

　心理教育の目標は、双極症という病気の性質を理解して、薬の作用や副作用、再発の兆候を患者さん自身がしっかり把握できるようになることです。心理教育は医師と患者さんが一対一で行ったり、グループで受けたりする場合もあります。また、家族と一緒に学ぶとさらに効果的です。

生活リズムと気分の変化を把握する対人関係・社会リズム療法

　対人関係・社会リズム療法は、「対人関係療法」と「社会リズム療法」を組み合わせたものです。社会リズム療法では「ソーシャル・リズム・メトリック」という表に睡眠、食事、出勤など基本活動の目標時刻を決めて毎日記録し、人との接触やその日の気分なども記入します。毎日記録をすることで、どんなときに生活リズムが崩れやすいのか、また人との接触と気分の変化との関係もわかります。日本ではまだ十分に普及していない療法なので、実際に受けられる施設はほとんどありませんが、睡眠・食事・入浴などの目標活動時刻を決めて生活リズムを守るように心がける、人との接触や気分などをメモ書きにして振り返ってみるなど、生活の中に治療のエッセンスを取り入れてみてください。

13 認知行動療法①

「認知行動療法」では どんなことをするの？

「認知行動療法」は、対人関係・社会リズム療法とともに
双極症の患者さんに効果があると
科学的に実証されている療法です。
特に、うつ状態の改善に有効です。

合理的思考は、うつ状態になりそうになるのを、グイッと引き戻してくれるんだニャ。

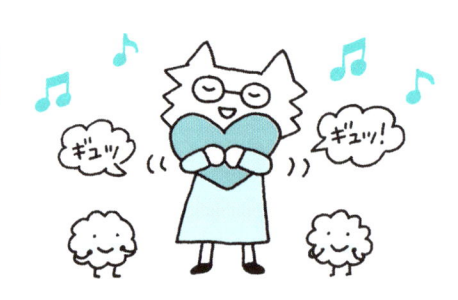

「とっさに頭に浮かぶ嫌な考え」はありませんか？

物事の受け取り方や考え方を「認知」といいます。誰もが自分の考えは正しいと思っています。しかし、うつ状態のときは、物事の捉え方が特徴的なパターンに陥りやすくなります。特に否定的かつ悲観的な思考パターンになりやすいとされています。こうした、偏った思考パターンを自覚して、客観的で合理的な考え方に修正していくのが「認知行動療法」です。

ある出来事があったときに、とっさに浮かぶ考えを自動思考といいます。あなたは、こんな否定的な自動思考をしていませんか？

とっさに頭に浮かぶ否定的な自動思考

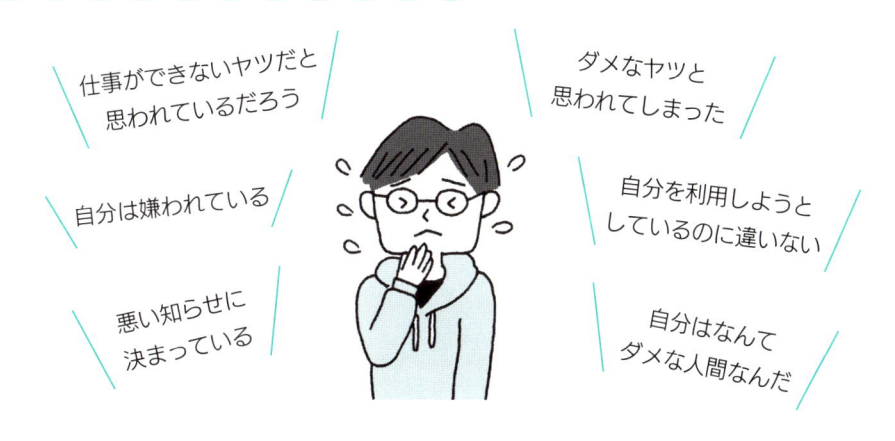

仕事ができないヤツだと思われているだろう

ダメなヤツと思われてしまった

自分は嫌われている

自分を利用しようとしているのに違いない

悪い知らせに決まっている

自分はなんてダメな人間なんだ

ある出来事 ⟶ 否定的な自動思考 ⟶ 不安や絶望感でいっぱいになる

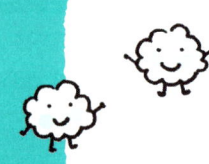

14 認知行動療法②

嫌な考えが気分の落ち込みの悪循環を引き起こす

ネガティブな自動思考は、
悲観的な考えに陥りやすくします。
まずは、物事に対する捉え方の偏りを
自覚することが大事です。

ふいに浮かぶネガティブ思考に歯止めをかけてくれるのが、「認知行動療法」ニャンだ。

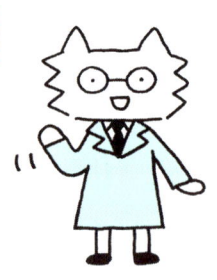

自動思考のほとんどは深刻に悩む必要がないことだと気づくと、少し気持ちが楽にニャルよ。

否定的な自動思考が、悪循環のスイッチを入れてしまう

　例えば、上司から挨拶が返ってこなかったとき「嫌われている」という自動思考が浮かんできたとします。でも本当にそうなのでしょうか。客観的にみれば、挨拶が聞こえなかったのかもしれませんし、考え事をしていて挨拶に気づかなかった可能性も十分にあります。しかし、「嫌われている」と思い込んだとたんに「自分が無能だからだ」「真っ先にリストラの対象だ」などといった負の思考のスパイラルに陥ります。思考に伴う「怒り」「悲しみ」「不安」「ふがいなさ」といった感情は、意思決定や行動面に良くない影響を与える結果になります。

否定的な自動思考のパターン

自動思考のパターン	捉え方・思考の例
【過剰な一般化】：ある一部のことやたった一回のことを、すべてにあてはめてしまう。	プレゼンテーションで失敗してしまった。自分はプレゼンテーションができない人間だ。
【「すべて」か「無」思考】：すべてにおいて、良いか悪いか、成功か失敗かにあてはめてしまう。	仕事でミスをした。自分は社会人として失格だ。
【感情の合理化】：感情だけに基づいて、結論や推論をしてしまう。	注意されて嫌な気持ちになったから、あの上司は嫌な上司だ。
【心の先読み】：本当のことはわからないのに、他人の考えや意図を悪いほうに結論づける。	今日はなんだか同僚の態度がそっけない。自分のことを嫌っているのだ。
【「べき」思考】：「〜すべき」「〜すべきでない」と考えてしまう。	どんな無理な仕事でも必ず引き受けるべきだ。
【ラベリング】：自分や他人に勝手にレッテルを貼って、客観的に見ることができない。	頼みごとを断ったあいつは、人のことを思いやれない非情な人間だ。

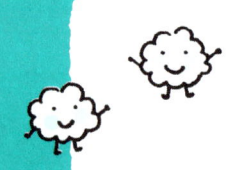

15 認知行動療法③

再発防止に効果アリ！
合理的な考え方を練習しよう

自動思考は自然に出てくる考えなので、
簡単には修正できないものです。
「考え方のクセをゆるめよう」
くらいの気持ちで練習を。

「認知行動療法」は、双極症に関する最近のメタ解析※で、再発率を有意に下げ、長く続いている気分の落ち込みや、躁状態の重症度を改善したと報告されているんだニャ。

特に双極症 I 型では、再発率の減少効果がより強かったニャルよ！

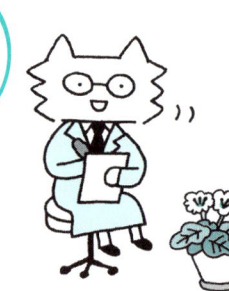

※【メタ解析】：より正しい結論を導くために科学的根拠の統合を目指す統計手法。メタアナリシスともいう。

否定的な自動思考を修正する練習をしましょう

　否定的な自動思考が出てきたら、現実的で合理的な考えへと調整していきましょう。認知行動療法を学びたい人は、まず主治医に相談すると良いでしょう。病院やクリニックで行っている場合もありますし、対応していない場合は、適切な専門医やうつ病の認知行動療法に慣れたカウンセラーを紹介してもらうこともできます。また、本やインターネット、アプリなどで学ぶこともできます。「こころのスキルアップ・トレーニング」「ここれん（こころの練習５分間）」「U2plus」などのサイトやアプリなどがあります。

　自分で練習する場合は、下表の３コラム法を実践してみると、考え方の比較ができて、自動思考のクセを修正しやすくなります。

３コラム法で練習しよう！

否定的な自動思考	タイプ分け	客観的で合理的な考え
プレゼンテーションで緊張して途中で間違えてしまった。プレゼンテーションで失敗した自分は無能な人間だ。	過剰な一般化	途中で間違えはしたけれど、必要なことは全部伝えられた。ほかの仕事はしっかりこなしているし、一度失敗したからといって無能なわけじゃない。
今日は何だか主治医の態度がそっけない。このまま見捨てられてしまうのかも。	心の先読み	忙しかったからそっけなく思えただけなのかも。先生も人間だから、疲れている日もあるよね。
●頼みごとを断られた⇒「あいつは、人のことを思いやれない非情な人間だ」 ●仕事でミスをした⇒「自分は無能な負け犬だ」	ラベリング	●断られたのは残念だけど、何か事情があったのかも。これだけで「非情な人間」と決めつけないほうがいい。 ●今回はミスをしたかもしれないが、いつもはちゃんと仕事ができている。何度も失敗しなければよいだけだ。

「電気けいれん療法」は、なぜ治療の第1選択にならないの？

昔はあまり良いイメージがなかった
「電気けいれん療法（ECT）」ですが、
現在は改良され、安全で有効性の高い
「修正型電気けいれん療法（mECT）」へと進化しています。

mECT は、難治性のう
つ状態に対する標準的
な治療法なんだニャ。

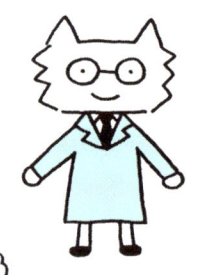

重症のうつ状態のときに積極的に検討される治療法です

「電気けいれん療法（ECT）」は、古くからある治療法で、電極を頭の両側に付けて脳に刺激電流を流し、脳の神経細胞を興奮させるものです。抗うつ薬より早く効果が現れ、うつ病の治療の中でも最も効果の高い治療法です。妄想や希死念慮、焦燥などの重症なうつ状態やカタトニア（p.40 参照）、うつ状態が薬ではなかなか良くならないときなどに積極的に検討されます。現在は、全身麻酔をかけて、筋弛緩剤を用いて、呼吸・循環管理の下に行うことで安全性を高めた「修正型電気けいれん療法（mECT）」が広く行われています。通常は週に２、３回、10回程度繰り返すのを１クールとして治療を行います。多くは２、３回の施術後から効果が現れます。主な副作用に頭痛や吐き気が数時間続くことがあり、施術直前の記憶が失われます。記銘力が一時的に障害される場合もありますが、多くの場合、数週間のうちに治ります。なお全身麻酔によるリスクもゼロではありません。

電気けいれん療法が第１選択にならないわけ

電気けいれん療法は、重症のうつ状態だけでなく、躁エピソードに対しても有効性が示されています。リチウムのように治療の第１選択にはならないのは副作用のリスクもありますが、何よりも双極症の治療目標が単に躁エピソード、うつ病エピソードから回復させることではないからです。長期的な病相の安定こそが、双極症の治療の目標なのです。

難治性の場合は、診断の見直しが必要

「双極症の治療を受けているのに、
いっこうに良くならない」と
感じている患者さんは少なからずいます。
そこには必ず理由があるはずです。

病気が良くならない理由についてさらに詳しく知りたい人は「これだけは知っておきたい双極症』p.120 〜 129 を見てニャ！

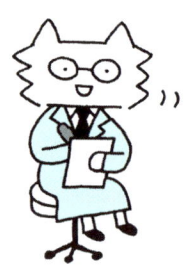

原因がわかれば、それに合った治療が進められるんだニャ。

双極症が寛解しない理由

双極症がなかなか良くならない原因は、大きく分けて「診断の問題」「薬の問題」「ほかの病気が重なっている問題」「病気を受け入れられなくて治療と向き合っていない」などが考えられます。順天堂大学の気分障害センターでは、治療がうまくいっていないと感じている患者さんに2週間入院してもらい詳細な検査を行う「双極性障害治療立て直し入院」を実施しています。

診断と治療がマッチしていないことも多い

治療立て直し入院の開始後、1年半の間に入院した43人の患者さんの結果を見てみましょう。そのうち10人は、双極症とは診断されませんでした。また3人は、例えば脳梗塞などのように脳の器質的な病気でした。11人は、ほかの精神障害を併存しており、なかなか良くならない双極症の症状とみなされているケースでした。さらに適切な治療が行われていなかったケースも18人おり、そのうち11人は、患者さんご自身が病気を受け入れていないことが不十分な治療につながっていると思われるケースでした。明確な要因がなく適切な治療を一定期間行っても病気が改善しない、治療抵抗性の双極症とみなされる方は1人だけでした。

今回の結果では、双極症がなかなか良くならないと感じている患者さんのほとんどは正しく診断されていなかったり、ほかの要因があったり、また最適な治療を受けていないなどの可能性がありました。病気がなかなか良くならないときには、通っているクリニックで紹介状を書いてもらって大きな病院で詳細な検査を受けたり、入院を検討したりすると良いでしょう。

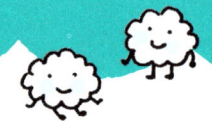

「季節性感情障害」に 光療法は有効？

　晩秋から冬にかけてうつ状態になり、春から夏にかけて躁状態や軽躁状態になる人がいます。これを「季節性感情障害」といいます。

　双極症Ⅱ型に多くみられる症状で、うつ状態のときに過眠傾向が高まり、菓子パンなどの炭水化物や甘いものが無性に欲しくなって体重が増加します。

　原因として、季節による日照時間の変化が大きく関係していると考えられています。

　過眠・過食という症状の特徴と併せて考えると、ひょっとして冬眠のようなものなのかもしれません。

　こうした季節性感情障害には、強い光を浴びる高照度光療法が有効です。ただし、専用の光療法装置が必要なことと、手間がかかり保険適用でないことが難点です。医療機器ではありませんが、健康器具として似たような装置が一般向けに市販されているようです。また、特別な器具を用いなくても、毎朝起きたら十分な量の太陽光を浴びて、日内リズムを整えるだけでも意義があります。

もっと知りたい薬の知識

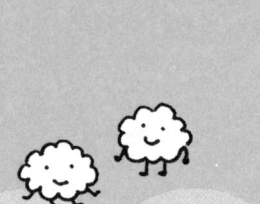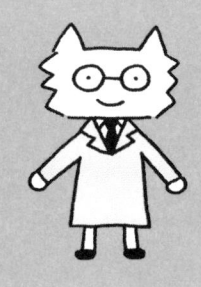

薬の服用で再発を予防できる病気です

躁やうつが落ち着いて寛解期になると、
もう薬は不要と思いがち。
でも、落ち着いてからが
本当の治療の始まりなのです。

たった1回の再発でも、人生に取り返しのつかない影響を与えることがあるんだニャ。

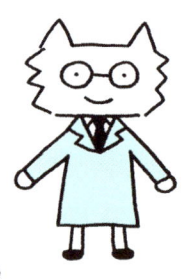

何の症状も出ていないときこそ、油断は禁物ニャンだ!

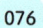

双極症という病気に、人生を振り回されてはいけません

　双極症は、2回、3回と再発するたびにますます再発を繰り返しやすくなり、再発までの期間も短くなります。それだけではありません。たび重なる再発は、認知機能の低下にもつながりかねません。

　そのため、双極症の治療の大きな目標は、「躁・うつのエピソードの再発を予防する」ことにあります。そのためには継続的に薬を服用していくことが必要ですが、寛解期になって症状が安定すると「副作用が気になるから」「病気はもう治ったから」などの理由で、服薬や通院をやめてしまい、結果として、再発を繰り返す人が少なくありません。

　双極症は薬を飲まないと再発してしまう病気であることをしっかり認識しましょう。寛解期になって躁やうつの症状がなくなっても、薬の飲み忘れにはくれぐれも注意してください。

双極症の患者さんが服薬しない理由

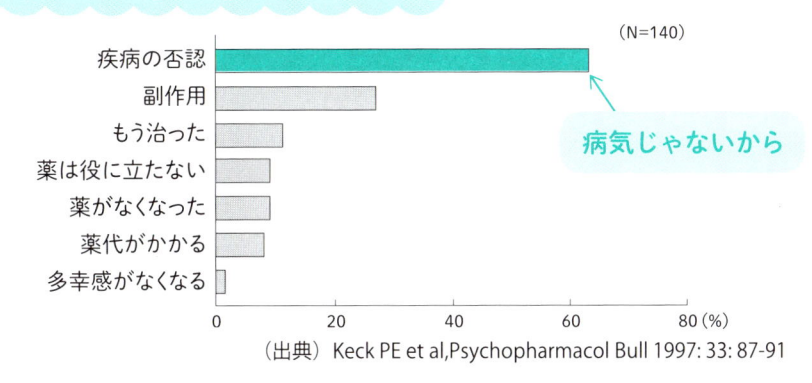

（出典）Keck PE et al,Psychopharmacol Bull 1997: 33: 87-91

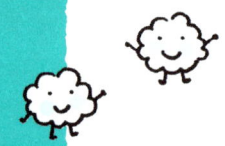

気分安定薬が果たす役割

双極症の治療の中心となるのが、
リチウムを中心とした気分安定薬の服用です。
躁状態、うつ状態を予防します。

気分安定薬に共通する効果として、神経細胞を守る神経保護作用が知られているニャ。

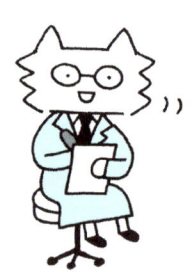

俗にいう「精神安定剤」とは違うので、間違えないでほしいニャ。

双極症の再発予防には、気分安定薬が有効です

　気分安定薬には、躁状態やうつ状態を改善する作用と、躁状態とうつ状態の再発予防という2つの役割があります。厳密な意味で、これらの効果の基準をすべて満たす薬はリチウムしかありません。さらに、リチウムは自殺による死亡率を下げると報告されています。そのほか、気分安定薬にはラモトリギン、バルプロ酸、カルバマゼピンがあり、それぞれ特徴が異なります。

維持期の治療は、まずリチウムから始めます

　維持療法の第1選択薬がリチウムです。リチウムは副作用や中毒症状が多い薬ですが、効果をうまく引き出せば多くの患者さんに有効で、病気をコントロールできます。双極症の維持療法に保険適用がある薬は、ラモトリギンだけです。ラモトリギンは主にうつ状態を予防し、双極症 II 型にも有効です。リチウムは、混合状態（p.34 参照）には効果がみられにくいため、混合状態や不機嫌な躁病には、バルプロ酸が使われる傾向があります。カルバマゼピンの予防効果は十分な証明はなされていませんが、精神症症状がある躁状態や若年で発症した人に有効だといわれています。

　実際には効果をみながらその人に一番合う薬を探っていきます。リチウムさえしっかり飲んでいれば病相が出なくなる人、リチウムにほかの気分安定薬を加えれば再発の頻度や重症度が減る人などさまざまです。

　一つの薬であまり効果がみられなくても、がっかりせずにいくつかの薬を試しながら、主治医と一緒に自分に合う薬を探していきましょう。

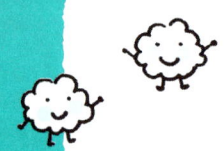

気分安定薬と併用する 非定型抗精神病薬

気分安定薬を服用していても
躁状態やうつ状態が出てきたときは、
非定型抗精神病薬を併用します。

躁状態だけでなく、
うつ状態に有効な薬
も登場しているんだ
ニャ。

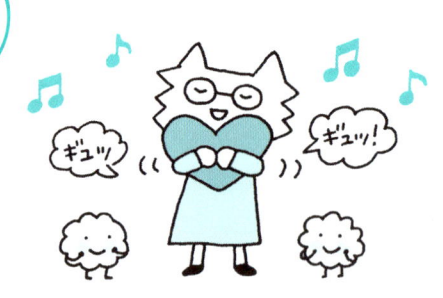

抗精神病薬は必要に応じて使います

　抗精神病薬は、もともと統合失調症に使われていた薬です。定型抗精神病薬という古い世代のものと、第2世代の非定型抗精神病薬があります。非定型抗精神病薬は、従来のものよりも副作用が少なくなった抗精神病薬です。

　抗精神病薬は、ドーパミンを阻害することによって躁状態を抑える作用があり、躁状態や幻聴、妄想などに有効です。気分安定薬だけでは症状が十分コントロールできない場合に、非定型抗精神病薬が使われます。

　双極症の治療で使われる主な非定型抗精神病薬には、クエチアピン、アリピプラゾール、ルラシドン、オランザピンがあります。双極症の治療では、抗精神病薬のほかに一時的に抗不安薬（p.108 参照）が使われることがありますが、躁、うつが落ち着いたらやめるべき薬です。次のページからは、各治療薬の「トリセツ」を紹介します。

維持期の薬物治療の流れ

《基本はリチウム》
Ⅰ型、Ⅱ型ともに治療はリチウムから始める。

➕

《場合によっては》
以下の気分安定薬を、単剤もしくは併用する。
● ラモトリギン（Ⅱ型）
● バルプロ酸（Ⅰ型）
● カルバマゼピン（Ⅰ型）

➕

《必要に応じて》
躁状態・うつ状態では、抗精神病薬を併用する。
● クエチアピン
● アリピプラゾール
● ルラシドン
● オランザピン　など

《最終的に》リチウムを基本として最小限の薬で治療していく！

1 | リチウム【商品名：リーマス】　　気分安定薬

リチウムくんのトリセツ

薬物治療の主役的な存在 ★

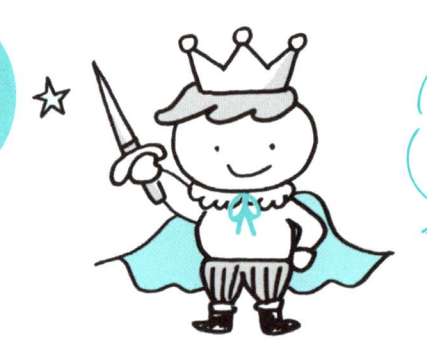

躁・うつの再発から僕が守る！

プロファイル

　リチウムとは、ヒトの体内にもわずかに存在する微量のミネラル。双極症の治療薬としての歴史は古く、その効果は経験的に実証されています。

　古くから使われている薬ですが、現在も第1選択薬の一つとされています。エビデンスが豊富で、価格が安い点も魅力です。

特技

● 双極症の躁状態にもうつ状態にも、症状改善効果を発揮する
● 躁状態、うつ状態の再発を予防する作用があり、維持療法で本領を発揮する
● 自殺予防の効果が認められている気分安定薬はリチウムだけ

リチウムくんのエビデンスと治療のガイドラインの位置づけ

　再発予防効果は、1970年代のリチウム研究により確立しました。その有効性は多くの臨床試験で認められています。以下に一部を紹介します。

◆**再発予防の有効性**：ネットワークメタ解析※を用いた研究では、リチウム、ラモトリギン、リチウム＋バルプロ酸、オランザピン、クエチアピン、リスペリドン、バルプロ酸について再発予防効果がみられました。中でもリチウムの有効性が最も高く、すべての気分エピソード（病相）、抑うつエピソード、躁エピソードの予防効果がプラセボ（偽薬）よりも高い、唯一の薬でした。

◆**自殺予防の効果**：32の臨床試験で、リチウムによる治療の患者さんは他の治療の患者さんに比べて、自殺で亡くなる確率が有意に低い結果となりました。

◆**入院リスクを下げる効果**：フィンランドで行われた双極症で入院した患者さん18,018人の平均7.2年の追跡研究によると、すべての理由による入院を確実に下げたのはリチウムだけでした。

◆**ガイドラインの位置づけ**：世界中の双極症の治療ガイドラインで、リチウムは維持療法に対し推奨される治療薬に挙げられています。また、再発予防効果のある非定型抗精神病薬（クエチアピン、アリピプラゾール）との併用も推奨されています。

※【ネットワークメタ解析】：メタ解析は、複数の研究結果や研究データを集めて有効性を比較する統計的手法。ネットワークメタ解析は、直接比較されたことがない薬同士の優劣についても解析することができる手法。

細胞レベルの研究でわかった、リチウムの作用

《神経保護作用》
脳の神経細胞を
守る働きがあることが
報告されている。

《細胞内のカルシウムへの作用》
細胞の中でセロトニンなどの
神経伝達物質を受け取る
カルシウムシグナルを調整する。

リチウムくんの残念なところ

◆**即効性がない**：躁状態に効果が出るまでに服用から1〜2週間、うつ状態だと6〜8週間ほどかかることもあります。

◆**使い方が難しい**：治療量と中毒量が近接しているため、少し多めに飲んだだけで中毒症状が出ることがあります。また、用量を守っていても体調の変化や薬の飲み合わせなどにより、副作用や中毒症状が出る可能性があるなど、ちょっとばかり気難しい面があるのです。

◆**定期的な血液検査が必要**：リチウム中毒にならないように、定期的に主治医の下でリチウムの血中濃度を測定してもらう必要があります。

◆**有効性**：不機嫌な躁病を伴う人には、有効性が高くないと考えられます。

リチウムくんの主な副作用

《飲み始めに出やすい副作用》

- ●下痢になる ●食欲不振
- ●のどが渇く ●多尿になる
- ●手が震える など

どうする？ 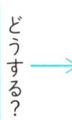 →

《こんな対策を》

時間とともになくなる副作用も多いが、手の震えは残ることがある。簡単に服用をあきらめずに、まず主治医に相談を。

《女性が気を付けたい副作用》

甲状腺機能低下症になりやすい。放っておくと、双極症の経過自体が不安定になることがある。妊娠中の服用は禁忌。

どうする？ →

《こんな対策を》

甲状腺機能低下症になっても、甲状腺ホルモンを補うことで、問題なくリチウムを飲み続けることができる。催奇形性があるため、妊娠の可能性がある場合は、リチウムは使えない（p.144〜147参照）。

◆**そのほかの気になる副作用**：リチウムは服用により白血球が増えることが知られています。白血球が増えても問題ありませんが、別の病気と間違われる場合があるので、頭に入れておきましょう。

副作用について　ドクターからひと言

●副作用が出た場合

　リチウムは、双極症の再発予防に有効な薬ですが、副作用も多くあります。リチウムの副作用で、最も気になるものの一つが「手の震え」です。字が下手になった、買い物に行ってお金を出すときに手が震えて恥ずかしい、などといった声も多く聞きます。

　ラモトリギンなどほかの薬に切り替えることももちろん考えてよいのですが、ラモトリギンはうつ状態に対する再発予防効果がメインですし、命を守るリチウムの効果は、ほかの薬では未だ確認されていないものです。

　長年の研究で確実な再発予防効果が認められているリチウムをあきらめる前に、副作用をもう少し減らす方法はないか、それでも残ってしまう副作用と再発した場合の社会的な損失を天秤にかけて、どちらが自分にとって有益か、よくよく検討する必要があるでしょう。

●飲み方の工夫で、副作用を軽減できることがあります

　双極症の再発予防に有効な薬はそんなに多くありません。副作用で困ったとき、あきらめてほかの薬に変える前に、もう少し副作用が減らせないかと工夫してみる余地は、おおいにあります。

　飲み方の工夫で副作用を軽減できる場合もあるので、まずは主治医に相談してみてください。

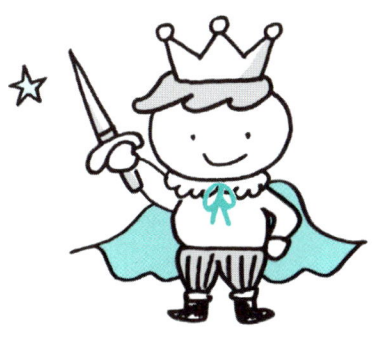

（注）副作用については、本書は一部の情報を簡略化してわかりやすく掲載しています。
　　　正確な情報については薬の添付文書をご確認ください。

中毒症状について

リチウムはある程度の血中濃度を保たないと効果が期待できませんが、血中濃度が高すぎると中毒症状が現れてしまいます。

指示通りに服用し、定期的に血中濃度を測ってもらうことが大事です。

《主な中毒症状》

- ●ふらふらして歩けない
- ●下痢、嘔吐　●激しい脱力
- ●傾眠（うとうとする）
- ●筋肉がぴくぴくした異常な動き
- ●言葉のもつれ　●錯乱　など

どうする？

《中毒症状が起こったら》

服用を中止して、ただちに主治医の診察を受ける。重症になって、けいれんが起きたり意識がなくなったりするようなときは、救急車を呼ぶ。

中毒症状を起こさないように、服用中に注意したいこと

①ほかの薬との飲み合わせに気を付ける

ほかの薬と併用すると、リチウムの血中濃度が急に高くなることがあります。発熱時や痛み止めに使われる消炎鎮痛剤（ロキソプロフェンナトリウム［商品名：ロキソニン］など）のほか、利尿剤や高血圧の薬などにも注意を。

対策としては、なるべくかかりつけ薬局で薬をもらうようにし、「お薬手帳」を使って、薬局で薬剤師に薬の飲み合わせをチェックしてもらいましょう。

②高熱時などの脱水症、ダイエットや食事抜きにも注意を

脱水症になると、水分と塩分不足からリチウムの血中濃度が高くなってしまいます。夏場はもちろん、高熱時や下痢・嘔吐などの症状があるときは脱水症になりやすいので注意してください。

また、食事が取れない状態で薬だけを服用した場合も、リチウムの血中濃度が高くなります。食事はきちんと取りましょう。

リチウムくんQ＆A

Q 中毒症状が出やすいのに、何でリチウム推しなのですか？
　 ほかに維持療法にお勧めの薬はないのでしょうか？

A リチウムと並んでお勧めの薬は、ラモトリギンです。うつ状態への再発予防効果が中心であること、リチウムのように自殺予防の効果が確認されていないことなどから、リチウムが維持療法の基本にすべき薬ですが、ラモトリギンだけで再発予防ができる人もいると思います。

リチウムのみ、あるいはリチウムとラモトリギンの併用でも再発を予防できない場合には、リチウムとバルプロ酸、リチウムとラモトリギンと非定型抗精神病薬など、いろいろ工夫することで予防できるようになる場合が多いのですが、まずはリチウムのみで予防できるのか、できないのかをはっきりさせないと、その先の治療方針が立てにくいと思います。

Q 血中濃度の測定をしていないとどうなるの？

A リチウムは副作用や中毒症状を起こさないために、定期的に血中濃度を測定して安全を確認するという条件で承認された薬です。

最初のころは受診ごとに血中濃度をチェックしてもらい、維持療法中は2〜3か月に1回をめどに血中濃度を測定してもらいましょう。

薬の副作用で入院した場合は、通常は医薬品副作用被害救済制度により入院費用の自己負担分が給付されますが、リチウムの血中濃度の測定を行っていないと、この制度の適用が受けられません。

Q 1日3回飲まなくてはいけないの？

A 飲み始めは1日3回に分けなければなりませんが、再発防止のための維持療法では、リチウムの量が多くなければ、1日1回まとめて飲むという飲み方でも良い場合があります。主治医の指示に従ってください。

2 | ラモトリギン【商品名：ラミクタール】 気分安定薬

ラモちゃんのトリセツ

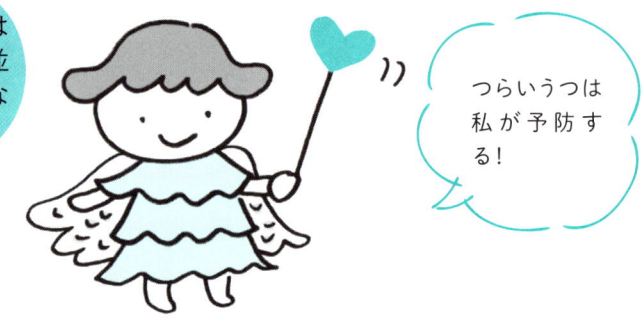

維持療法ではリチウムと並んで頼りになる存在

つらいうつは私が予防する！

プロファイル

　もともとは抗てんかん薬として開発されました。のちに双極症のうつ状態の再発予防効果が見いだされました。うつ状態を繰り返す人の強い味方で、平穏な状態を維持してくれます。

特技

- うつ状態の再発予防効果にすぐれている
- うつ状態の改善効果はやや不確実だが、重いうつ状態には有効な可能性がある
- 躁状態だけを予防するアリピプラゾールを用いるときは、ラモトリギンを併用したほうが、予防効果がアップ！
- 双極症Ⅱ型や急速交代型（p.42 参照）にも有効
- 胎児への影響がリチウム、バルプロ酸より少ない

ラモちゃんのエビデンスと治療のガイドラインの位置づけ

◆**再発予防の有効性**：国内外のさまざまな研究から、再発予防効果が確立しています。日本におけるプラセボ（偽薬）を対象とした研究で、ラモトリギンを投与したグループでは、気分エピソードの再発・再燃などによる試験中止までの期間が有意に長いという結果が出て、初めて予防のための維持療法で保険が適用された薬剤となりました。

◆**リチウムとラモトリギンの併用**：リチウムとラモトリギンを併用することで、うつ状態の再発・再燃までの期間を延長させたという報告もあり、ラモトリギンとリチウムの併用が有効である可能性が示されています。

◆**ガイドラインの位置づけ**：エビデンスのレベルから、ラモトリギンはリチウムと並んで維持療法に推奨されています。ガイドラインではラモトリギンとアリピプラゾールの併用も示されています。

ラモちゃんの残念なところ

◆**躁状態への効果はない**：躁状態を改善する効果はありません。再発予防としては、躁状態に対してもある程度効果がみられます。

◆**気を付けたい副作用**：めったに起こらないことですが、突然の高熱とともに、全身の皮膚と粘膜に湿疹と水ぶくれが生じる重症の発疹が出ることがあり、注意が必要です。

◆**効果が出るまで時間がかかる**：発疹の副作用を避けるために、薬の投与は少量から始めてゆっくり増やさなければいけません。そのため、効果が出る量まで増やすのにどうしても時間がかかります。

◆**薬の併用に注意**：バルプロ酸などとの併用で血中濃度が高くなるため、併用する場合は特に注意が必要です。主治医の指示に従ってください。

ラモちゃんの主な副作用

　主な副作用には、発疹、頭痛、ふらつきのほか、吐き気や胃部の不快感といった胃腸障害があります。眠気が出る人もいるようです。副作用が気になるときには、がまんしないで主治医に相談してください。飲み方の工夫で、副作用が軽減することもあります。

　ごくまれに、心配な副作用として重篤な発疹や肝障害などを伴うスティーブンス・ジョンソン症候群（SJS）と呼ばれる皮膚障害などを起こすことがあります。発疹が出たら、すぐに服薬を中止し、主治医に相談して指示に従ってください。特に、38℃以上の高熱、のどの痛み、目の充血などが現れたら、すぐに受診が必要です。

（注）副作用については、本書は一部の情報を簡略化してわかりやすく掲載しています。正確な情報については
　　　薬の添付文書をご確認ください。

服用中に気を付けたいこと

　用法用量をきちんと守って飲みましょう。

　特に、バルプロ酸などと併用すると、副作用も起こりやすくなります。発疹のためにいったん中止して、その後再開する場合は、また少量から少しずつ増やしていく必要があります。

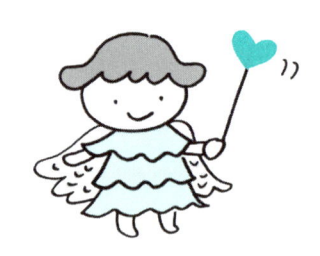

ラモちゃんQ&A

Q なぜラモトリギンは維持療法でリチウムと並ぶ薬なの？

A ラモトリギンは、うつ状態に対する確実な再発予防効果があります。双極症の気分エピソードの再発・再燃抑制に対して、保険適用が認められているこの薬は、双極症の再発予防において、頼りになる存在です。リチウムと並んで重要な薬といえるでしょう。

Q 早く効果が出てほしいのに、少量からゆっくり始めないといけないの？

A ラモトリギンは、例えば単剤で服用する場合は、初めの1〜2週は25㎎／日から開始し、3〜4週めは50㎎／日、5週めに100㎎／日、6週めから200㎎／日と、ゆっくり薬を増量していきます。

薬をゆっくり増量していくことにより、重い副作用であるスティーブンス・ジョンソン症候群のリスクを防ぐことができると考えられているからです。

すぐに効果が現れないので不安になる患者さんもいますが、重い副作用のリスクを減らすためにも、ゆっくりと増量していくことが大事です。

少量ずつしか増量できないので、有効量に達するまでには時間がかかる場合がありますが、長く使っていくことで再発予防効果が認められるようになります。

Q バルプロ酸との併用は、なぜ注意が必要なの？

A この薬の代謝酵素において、バルプロ酸が拮抗するため、バルプロ酸と併用する場合には、特に血中濃度が高くなりやすくなるからです。ラモトリギンの血中濃度が高まると、副作用も出やすくなります。

飲み方については、主治医や薬剤師とよく相談してください。

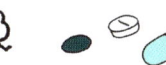

3 | バルプロ酸【商品名：デパケンなど】　気分安定薬

バルくんのトリセツ

躁状態を
ガッツリ
抑える
頼もしい
ヤツ

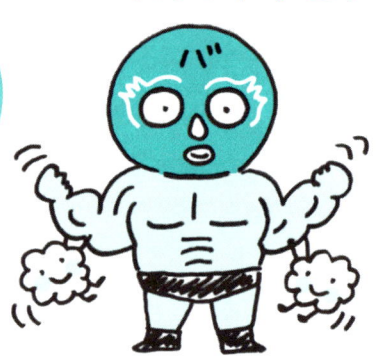

躁状態で怒
りっぽい？
オレが何とか
してやるぜ！

プロファイル

　もともとは抗てんかん薬でしたが、躁状態に対する有効性があることから双極症の治療に用いられています。混合状態や不機嫌な躁状態に対して高い有効性を発揮します。リチウムやラモトリギンに比べて副作用の心配が少ないためよく用いられるものの、再発予防効果は確実ではありません。

特技

● 躁状態に対して高い有効性がある。特に混合状態や不機嫌な躁状態など、リチウムの効果が不十分な躁状態に対して効果を発揮
● 再発予防効果がある可能性も示されているが、確実ではない
● 錠剤、シロップ、細粒など剤型が豊富

バルくんのエビデンスと治療のガイドラインの位置づけ

◆**抗躁作用**：躁状態を抑える効果は、多くの臨床試験で確認されています。

◆**再発予防効果**：再発予防に関しては、躁状態、うつ状態に対して有効性がある可能性を示すデータがあります。リチウムより効果が劣ることも明らかになっていますが、維持療法の選択薬になっています。予防効果のある非定型抗精神病薬（クエチアピン、アリピプラゾール）との併用も推奨されています。

バルくんの残念なところ

何といっても、再発予防効果がリチウムに比べて劣る点が残念なところです。

バルくんの主な副作用

　食欲不振や吐き気など消化器系の症状や眠気、ふらつき、体重増加などがあります。消化器系の副作用は、徐放剤（p.96 参照）といって血中濃度がゆっくり高まる製剤を用いることで軽減できることがあるので、主治医に相談しましょう。

　まれに、副作用として血液中のアンモニア濃度が高くなる、高アンモニア血症を起こすことがあるので注意が必要です。服用中に意識障害が起こったら、至急病院へ。また、体質的に肝機能障害を起こすこともあります。なお、バルプロ酸は催奇形性が報告されていますので、妊娠の可能性がある女性には使えません。

（注）副作用については、本書は一部の情報を簡略化してわかりやすく掲載しています。正確な情報については薬の添付文書をご確認ください。

服用中に気を付けたいこと

　適正に使っていれば、副作用で困るケースは多くはありません。

　ただし、高アンモニア血症や肝機能障害に注意が必要なので、服用中は血中アンモニア濃度や肝機能の状態を定期的に血液検査でチェックする必要があります。

4 | カルバマゼピン【商品名：テグレトールなど】 | 気分安定薬

カルくんのトリセツ

躁状態に対して強力な作用がある

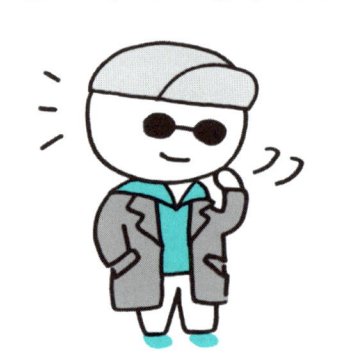

まだ落ち着かねえのか？
オレを忘れちゃいけねえよ。

プロファイル

　カルバマゼピンは抗てんかん薬として開発され、てんかん患者さんの気分を安定させる作用があることから、双極症の躁状態に有効であることが日本で発見されました。躁状態の治療では最初の治療が奏効しない場合の選択肢の一つとなっています。

　わずかながら再発予防効果を示唆するデータもあります。

特技

● 錯乱状態や精神症症状（p.38 参照）を伴う躁状態に効果がある
● 躁状態がうつ状態より 2 倍以上多い患者さんに対して、有効な可能性あり
● 発症年齢が若い患者さんに対して、有効な可能性あり

カルくんのエビデンスと治療のガイドラインの位置づけ

◆**躁状態に対する作用**：躁状態に対する有効性が認められています。また、躁状態に対する再発予防に効果がある可能性が指摘されています。

◆**ガイドラインの位置づけ**：躁状態に対しては、バルプロ酸、非定型抗精神病薬の次に推奨されます。維持療法に関しては、バルプロ酸や非定型抗精神病薬の次のランクとなります。

カルくんの残念なところ

◆**予防効果に対するエビデンスが少ない**：リチウムや最近の抗精神病薬と比べてエビデンスが多くありません。

◆**副作用に注意が必要**：まれに、重い副作用が出ることがあります。

◆**うつ状態への効果はあまりない**：うつ状態に対しては推奨されていません。

カルくんの主な副作用

めまい、ふらつき、吐き気、頭痛などの副作用があります。妊娠の可能性のある女性には使えません。まれですが、重大な副作用としてスティーブンス・ジョンソン症候群（SJS）などの重い皮膚障害を起こすことがあります。発疹が出たら、すぐに服薬を中止し、主治医に連絡を。同じくまれに白血球減少症（免疫の中心となって働く白血球が著しく減少する）という重い副作用を起こすこともあります。

（注）副作用については、本書は一部の情報を簡略化してわかりやすく掲載しています。正確な情報については薬の添付文書をご確認ください。

服用中に気を付けたいこと

長期服用すると血中濃度が次第に低くなっていくので、必要に応じて血中濃度を調べます。カルバマゼピンはほかの薬との相互作用が特に多い薬なので、ほかの診療科を受診するときは「お薬手帳」を医師や薬剤師に見せましょう。

5 | クエチアピン【商品名：ビプレッソ】 | 非定型抗精神病薬

クエちゃんのトリセツ

非定型抗精神病薬の中で、うつ状態に定評がある

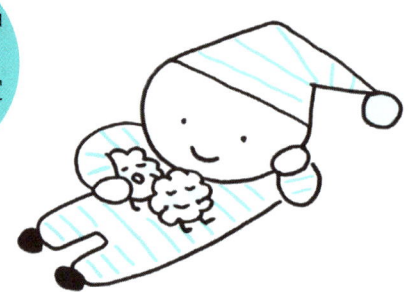

うつ状態でつらいときは、まず僕が助けに行くよ！

プロファイル

　もともとは統合失調症の治療薬として開発された薬ですが、双極症の治療にも使われるようになりました。多くの治療ガイドラインで推奨される薬です。日本では、まず統合失調症の治療薬として「セロクエル」が承認され、これは双極症では保険適用外でした。しかし 2017 年に双極症の治療薬として徐放錠※である
ビプレッソが発売され、保険適用が認められました。薬の効果は通常の錠剤と大きな違いはありません。

※【徐放錠】：薬の成分がゆっくり溶け出して効果が持続するように作られた薬。

特技

- うつ状態を改善する
- 双極症の躁状態にも有効で、躁状態、うつ状態の再発予防効果もある（保険適用外）

クエちゃんのエビデンスと治療のガイドラインの位置づけ

◆**うつ状態に対する効果**：クエチアピンの双極症のうつ状態に対する有効性は5つのランダム化比較試験※で確認されています。また、躁状態、うつ状態の再発予防効果もあります。徐放錠の臨床試験でも、プラセボに有意に勝る効果が確認され、ビプレッソ徐放錠が双極症の治療薬として保険適用となりました。

◆**ガイドラインの位置づけ**：うつ状態に対しては、国内外のガイドラインで第1選択薬の一つに位置づけられています。維持療法についても、推奨される薬の一つに位置づけられ、リチウムまたはバルプロ酸との併用も推奨されています。

※【ランダム化比較試験】：データの偏り（バイアス）を軽減するために、被験者を複数のグループにランダムに分ける研究の手法。

クエちゃんの残念なところ

◆**眠気が強い**：最も多い副作用は、傾眠といって、うとうとする浅い眠気が起こってしまう状態です。この薬を服用する人の約半数にみられます。

◆**体重増加**：食欲不振を改善しますが、逆に過食傾向になることもあります。

◆**糖尿病の人や既往歴がある人に使えない**：糖尿病の誘発作用があるので、現在糖尿病である人やその既往歴のある人には使えません。

クエちゃんの主な副作用

眠気、ふらつき、体重増加などがあり、高血糖にも注意が必要です。

（注）副作用については、本書は一部の情報を簡略化してわかりやすく掲載しています。正確な情報については薬の添付文書をご確認ください。

服用中に気を付けたいこと

毎日寝る前に、食事から2時間以上空けて服用します。薬を服用することにより、血糖値上昇がみられることもあるので、定期的に血糖値の測定が必要です。

6 アリピプラゾール 【商品名：エビリファイ】 非定型抗精神病薬

アリピくんのトリセツ

躁状態に
効果あり

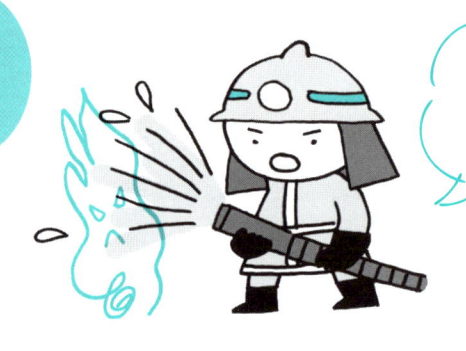

躁状態のときは、僕がかけつけるよ！

プロファイル

　統合失調症の治療薬として開発されましたが、双極症の躁状態に効果が確認されました。躁状態の再発予防効果もあります。双極症のうつ状態に対する効果は証明されていません。抗精神病薬はドーパミンの働きをブロックする作用がありますが、アリピプラゾールはドーパミンを遮断すると同時に弱く刺激する作用をもっているので、ドーパミンの遮断によって起こる副作用が少ないのが特徴です。また、この作用の特徴のため、量によって効果が異なってくる可能性があり、量の調節がやや難しい薬です。

特技

● 躁状態に効果がある
● 体重増加の副作用が少ない

アリピくんのエビデンスと治療ガイドラインの位置づけ

躁状態に対する効果は複数のランダム化比較試験（p.97 参照）で確認されており、日本の臨床試験でも有効性が確認されています。

再発予防に関しては、躁状態の予防効果があることが示されています。持効性注射剤（月 1 回の注射）が維持療法に用いられています。

◆ガイドラインの位置づけ：躁状態に対する治療の選択薬の一つになっています。維持療法に関しても推奨される薬の一つになっており、リチウム、バルプロ酸またはラモトリギンとの併用も推奨されています。うつ状態に対しては推奨されていません。

アリピくんの残念なところ

双極症のうつ状態に対する有効性、うつ状態の予防効果はありません。

アリピくんの主な副作用

副作用としては、アカシジアといって、体がむずむずして、落ち着いて座ったり横になったりしていられない、絶えず体を動かしたくなる症状があります。アカシジアのような症状が出たら、すぐに主治医に相談しましょう。アカシジアを改善する薬を併用するなどして、副作用に対処することができます。

従来の抗精神病薬では眠気や体重増加などの副作用がありますが、アリピプラゾールはこれらの副作用が出にくいのが特徴です。

（注）副作用については、本書は一部の情報を簡略化してわかりやすく掲載しています。正確な情報については薬の添付文書をご確認ください。

服用中に気を付けたいこと

就寝前に飲むと不眠になる可能性があるので、その場合は朝食後に服用すると良いでしょう。ただし、自己判断せず主治医に相談しましょう。

7 ｜ ルラシドン【商品名：ラツーダ】　　非定型抗精神病薬

ルラちゃんのトリセツ

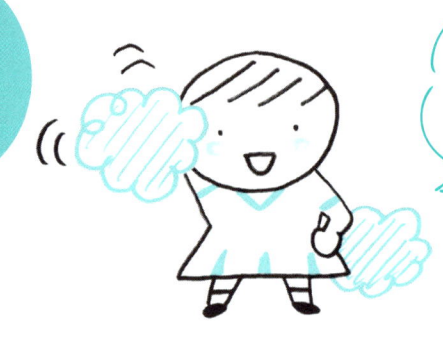

双極症Ⅰ型の
うつ状態に
効果があり、
副作用が
少ない

うつ状態の治療は、私に任せて！

プロファイル

　国内外のガイドラインで双極症Ⅰ型の抑うつ症状の治療に対して、第1選択薬の一つに挙げられている薬です。日本でも 2020 年に承認され、広く使われています。

　うつ状態に有効で抑うつ気分や興味・喜びの喪失など、うつ状態の主な症状をしっかり改善することがわかっています。パーキンソン症状や糖尿病、体重増加など、従来の抗精神病薬にみられる副作用がほとんどない点も注目されています。

特技

- ●うつ状態に有効
- ●抗精神病薬にみられる副作用が少なく、使いやすいのが最大の特徴
- ●再発予防にも有効な可能性がある

ルラちゃんのエビデンスと治療ガイドラインの位置づけ

ルラシドンは、ほかの非定型抗精神病薬と同様の作用に加え、セロトニン5-HT$_7$受容体という、まだその働きがよくわかっていない受容体の遮断作用があり、これがうつ症状の改善に関与する可能性が考えられています。

双極症Ⅰ型を対象とした、日本を含む国際共同第Ⅲ相試験において、プラセボと比べて、うつ状態に有効であることが確認されています。

リチウムやバルプロ酸と併用した場合でも、うつ状態に有効という報告があり、それが証明されている非定型抗精神病薬はほかにありません。これらの気分安定薬との併用療法も推奨されています。

ルラちゃんの残念なところ

躁状態への効果が調べられていないこと、維持療法の効果が十分証明されていないことです。

ルラちゃんの主な副作用

パーキンソン症状や糖尿病、体重増加といった抗精神病薬にみられる副作用がほとんどみられないルラシドンですが、ときにじっとしていられずに絶えず体を動かしたくなるアカシジアが出ることがあります。アカシジアを改善させる薬を追加するなどして、対処することができます。

（注）副作用については、本書は一部の情報を簡略化してわかりやすく掲載しています。正確な情報については薬の添付文書をご確認ください。

服用中に気を付けたいこと

食後に服用する必要があります（空腹時に服用すると十分な効果が得られません）。アカシジアの症状が出たら、すぐに主治医に相談しましょう。

8 ｜ オランザピン【商品名：ジプレキサ】 ｜ 非定型抗精神病薬

オランくんのトリセツ

躁とうつ
状態を改善！

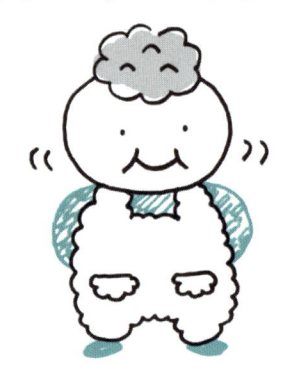

僕は、躁にも
うつにも効くん
だよ！

プロファイル

　オランザピンは統合失調症の治療薬として開発された薬で、双極症における、躁状態とうつ状態への効果、再発予防効果も報告されています。うつ状態に対しては第一選択薬の一つとなっています。

　日本では、オランザピン単剤でも、うつ状態に対する保険適用が認められています。双極症のうつ状態と躁状態の両方の改善の保険適用が認められている、唯一の薬です。

特技

- 鎮静作用が強い
- 不眠や不安への効果も期待できる
- 主に躁状態の再発予防に有効

オランくんのエビデンスと治療のガイドラインの位置づけ

◆**躁状態に対する効果**：躁状態に対する二重盲検比較試験※で有効性が認められ、双極症における躁状態に対する保険適用が承認されました。

◆**うつ状態に対する効果**：臨床試験でオランザピン単剤でも双極症のうつ状態に効果があることが認められ、世界で初めて日本で双極症のうつ状態への保険適用が認められましたが、世界的には単剤ではうつ状態には用いられていません。

◆**ガイドラインの位置づけ**：うつ状態に対しては推奨される薬となっていますが、体重増加の副作用から躁状態に対しては推奨されていません。また、維持療法に関しても推奨はされていません。

※【二重盲検比較試験】：薬や治療法などの性質を、医師や患者など、誰にも知らせない状態で行う治験方法。ダブル・ブラインド・トライアルとも呼ばれる。

オランくんの残念なところ

◆**体重増加**：体重が増加しやすいので、すでに肥満の人は要注意です。

◆**眠気**：クエチアピン同様、鎮静作用があり、眠気が出ます。

◆**糖尿病がある人に使えない**：血糖値上昇の副作用があるので、現在糖尿病である人やその既往歴がある人には使えません。

オランくんの主な副作用

眠気や体重増加、糖尿病を誘発する血糖値上昇などがあり、高血糖に要注意。のどの乾きや多尿などの症状に気がついたらすぐ主治医か薬剤師に連絡を。

(注) 副作用については、本書は一部の情報を簡略化してわかりやすく掲載しています。正確な情報については薬の添付文書をご確認ください。

服用中に気を付けたいこと

血糖値上昇がみられることもあるので、定期的に血糖値の測定が必要です。

日本うつ病学会診療ガイドライン 双極性障害（双極症）2023

　日本うつ病学会が2023年に発表した最新の診療ガイドラインを紹介します。
　エビデンス（臨床試験の結果）を公平に分析（システマティックレビュー・メタ解析）し、結論を出したものです。
　その結果、多くの場面で、気分安定薬（リチウム、抗てんかん薬［ラモトリギン、バルプロ酸、カルバマゼピン］）と非定型抗精神病薬（クエチアピン、ルラシドン、オランザピン、アリピプラゾールなど）の併用療法が支持されています。

《薬物療法》

● 躁エピソード
- ●気分安定薬（バルプロ酸／リチウム）と抗精神病薬（アリピプラゾール／クエチアピン／リスペリドン／アセナピン／パリペリドン）の組み合わせ

● 抑うつエピソード
- ●第2世代抗精神病薬（クエチアピン／ルラシドン／オランザピン）または、気分安定薬（リチウム／ラモトリギン）の単剤
- ●第2世代抗精神病薬（クエチアピン／ルラシドン／オランザピン）と気分安定薬（リチウム／ラモトリギン）の併用
- ●リチウムとラモトリギンの併用

● 維持療法
- ●単剤療法（リチウム／ラモトリギン／アリピプラゾール持効性注射剤／クエチアピン／バルプロ酸）
- ●併用療法（リチウムまたはバルプロ酸とクエチアピン、リチウムまたはバルプロ酸とアリピプラゾール）

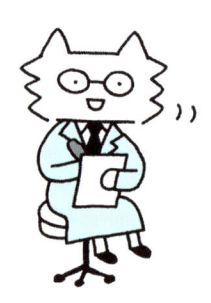

《心理社会的支援》

- **全患者に対して**
  短期間でミニマム・エッセンスを中心に学ぶ心理教育
  - 規則正しい生活習慣の維持
  - 症状悪化につながる要因の把握
  - 悪影響を与える問題への対応
  - 新たな再発の兆候把握と予防策の策定・実践
  - 疾患への誤解やスティグマ（社会的な偏見や差別）の解消
  - 効果的な薬物療法の実現
  - 物質乱用や不安への対応

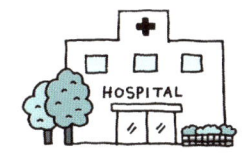

- **急性期**
  - 躁エピソード：状態悪化の緩和を試みる心理社会的対応
  - 抑うつエピソード：認知行動療法、家族焦点化療法、対人関係・社会リズム療法

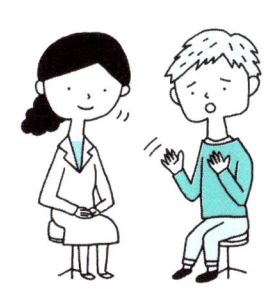

- **維持期**
  - ミニマム・エッセンスに加え、高強度型の集団心理教育、認知行動療法

定型抗精神病薬は
どうして使われなくなったの？

抗精神病薬の第1世代の薬が、定型抗精神病薬です。
第2世代の非定型抗精神病薬に主役の座を
譲りましたが、今でも使われています。

定型抗精神病薬は副作用
が強いので、長く飲んで
いると、どこから病気で、
どこから副作用なのか、
わからなくなることがある
んだニャ。

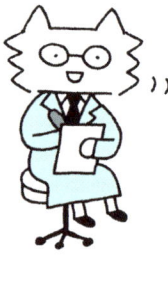

躁状態に有効なので現在も使われています

　第1世代の定型抗精神病薬は、躁状態や妄想、幻聴に有効で、鎮静効果もありますが、うつ状態には無効で、うつ状態を誘発することもあります。

　また、定型抗精神病薬ではパーキンソン症状やアカシジア（p.99 参照）などの運動系の副作用が問題になります。しかし、躁状態に有効なので現在も使われています。特に、ゾテピンは、古い薬であるため日本では定型抗精神病薬とされていますが、薬理作用の上では非定型抗精神病薬とされており、躁状態への効果が確認されていることから、（双極症への保険適用は認められていませんが）今でも使われています。

双極症の治療で使われる主な定型抗精神病薬

薬品名(商品名)	特徴	主な副作用
ハロペリドール （セレネース　など）	躁状態に対する効果や、幻聴、妄想などの精神症状に対する効果がある。注射もある。	パーキンソン症状、顔や首が強くこわばるなどのジストニアの症状。まれに悪性症候群の副作用がある。
レボメプロマジン （ヒルナミン、レボトミン）	定型抗精神病薬の中で最も鎮静作用が強い。注射もある。	不整脈や血圧低下など自律神経への副作用がある。
クロルプロマジン （コントミン　など）	長い歴史をもつ薬。ハロペリドールとレボメプロマジンの中間的な薬。	不整脈や血圧低下など自律神経への副作用、日光過敏症などの副作用がある。
スルトプリド （バルネチール）	躁状態に適用をもつ。推奨通りの量だと多すぎるので注意。	パーキンソン症状が強く出る。
ゾテピン （ロドピン）	定型抗精神病薬の中では、躁状態に対して最もよく使われる。	けいれんを誘発することがある。

※これらの薬は、いずれも双極症の躁状態に対してのエビデンスはありますが、うつ状態や再発予防に対する有効性のエビデンスはありません。ゾテピン以外は、躁状態に対する保険適用が認められています。

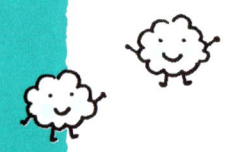

注意したい抗不安薬

躁状態やうつ状態で鎮静が必要なときや、
不眠の症状が起こる場合の睡眠導入剤として、
一時的に抗不安薬が
処方されることがあります。

一時的にはメリットも
あるけど、長期的に使
うとデメリットが多い。
漫然と飲み続けないこ
とが大事ニャンだ。

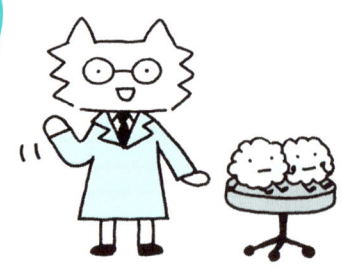

双極症の症状を改善する薬ではありません

　双極症の治療で、躁状態あるいは焦燥の強いうつ状態における鎮静、不眠に対する対症療法などの目的で、一時的に抗不安薬が用いられることがあります。代表的なものに、ジアゼパム（商品名：セルシン）、ロラゼパム（商品名：ワイパックス）などのベンゾジアゼピン系の薬があります。

　これらの薬は、あくまでも一時的に使用するもので、双極症の症状を改善する作用はありません。

漫然と使っているとさまざまな弊害が起こります

　ベンゾジアゼピン系で最も多いのが、睡眠導入剤として使われることでしょう。しかし、現在まず使うべき睡眠薬は、オレキシン受容体阻害薬（スボレキサント［商品名：ベルソムラ］、レンボレキサント［商品名：デエビゴ］）またはメラトニン受容体作動薬ラメルテオン［商品名：ロゼレム］です。睡眠導入剤として使う作用時間の短いタイプのベンゾジアゼピン系の薬は、アルコールと一緒に服用すると、その間の記憶を失ったり、ひどくふらついたり、もうろうとなったりするので注意が必要です。また、長期的な服用は、依存の問題につながるほか、認知機能に影響が出る恐れもあります。症状が落ち着いたらやめるのが基本。漫然と使い続けるのは避けましょう。

　なお、睡眠導入剤として長く飲み続けていた人が急に服用をやめると、その反動で反跳性不眠という強い不眠が起こります。そうならないためにも、薬をやめるときは主治医と相談しながら、ゆっくり減薬していくことがとても大事です。

新しい薬を飲んで
急にうつがひどくなったら

ほかの診療科で処方された薬が原因で、
躁状態やうつ状態が引き起こされたり、
悪化したりすることがあります。
新しい薬を飲むときは注意を！

「お薬手帳」や「お薬手帳アプリ」の利用をお勧めするニャ。

飲み薬は注意が必要だけど、塗り薬はまず問題ニャいよ！

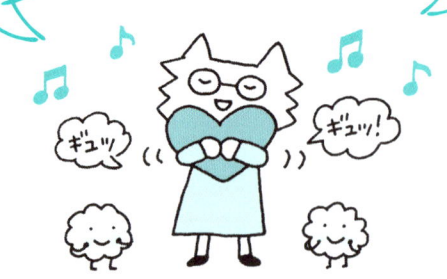

うつ状態を悪化させる薬に要注意

　双極症の治療中に注意したいのは、精神科以外の診療科で処方された薬で起こる副作用です。薬によっては躁状態やうつ状態を引き起こしたり、悪化させたりする薬があるからです。特に注意したいのが、うつ状態やうつ病、自殺したい衝動を発現または悪化させる薬です。

　最も注意すべきは、C型肝炎治療などに使われるインターフェロン製剤です。そのほかにも、うつ状態に禁忌、警告が出されているものがあります。また、抗ウイルス薬や抗菌薬、膠原病治療などに使われる分子標的薬、神経疾患の治療薬なども、うつ病を引き起こしたり悪化させたりする恐れがあるものが多いので注意しましょう。

ほかの診療科を受診するときに気を付けたいこと

　アメリカにおける26,192人の調査では、32.7％の人が副作用としてうつ病を誘発する可能性のある薬剤を1種類以上服用していたという報告があります。主治医が処方する場合は、薬の飲み合わせなどをチェックできますが、ほかの診療科で処方された薬を合わせて飲むときには十分な注意が必要です。他科で診察を受けるときは、医師に双極症治療で飲んでいる薬を告げ、なるべく同じ薬局で薬をもらうようにして、薬剤師にもチェックしてもらいましょう。処方薬に限らず、市販薬でも、新しい薬を飲み始めて急にうつ状態が悪化したという場合は、その薬を持参して主治医に相談しましょう。

それでも抗うつ薬を使うことって、あるのでしょうか？

●双極症では、原則避けたい抗うつ薬

　うつ病の治療で用いられる抗うつ薬は、原則的に双極症の治療では用いません。特に第1世代の三環系抗うつ薬は、双極症のうつ状態に用いても効果がないばかりか、急速交代型（p.42参照）を引き起こす場合があるからです。リチウムやバルプロ酸と併用しても躁転（p.36参照）が起こる可能性多いことが知られています。また、抗うつ薬は24歳以下の人が服用すると自殺のリスクが増える恐れがあるといわれています。

●ときに一部の抗うつ薬が使われることも

　抗うつ薬は、SSRI（選択的セロトニン再取り込み阻害薬）やSNRI（セロトニン・ノルアドレナリン再取り込み阻害薬）など第2世代の薬についても、双極症の治療では推奨されていませんが、場合によってSSRIが使われることがあります。

　特に、双極症II型の患者さんで、不安症や強迫症などを伴うケースでは用いることがあります。抗うつ薬服用のメリットとデメリットを考え合わせて、メリットが勝ると考えられた場合に処方されます。SSRIは、双極症のうつ状態で気分安定薬と併用して使った場合、明らかな躁転を引き起こす恐れは高くなさそうですが、長期的には不安定になる可能性もあります。

　なお、SNRIに関しては、データはありませんが、三環系抗うつ薬と似た作用をもっているため、双極症のうつ状態に対しての使用は避けたほうが良いでしょう。

　そのほかの抗うつ薬については、データが乏しく、双極症治療に良いとはいえませんが、悪いという確証もありません。

双極症のうつ状態で避けるべき抗うつ薬

三環系抗うつ薬	● イミプラミン（商品名：トフラニール、イミドール） ● クロミプラミン（商品名：アナフラニール） ● アミトリプチリン（商品名：トリプタノール） ● アモキサピン（商品名：アモキサン） など
SNRI	● デュロキセチン（商品名：サインバルタ） ● ベンラファキシン（商品名：イフェクサー）

ときに使われることがある抗うつ薬

SSRI	● フルボキサミン（商品名：ルボックス、デプロメール） ● パロキセチン（商品名：パキシル） ● セルトラリン（商品名：ジェイゾロフト） ● エスシタロプラム（商品名：レクサプロ）

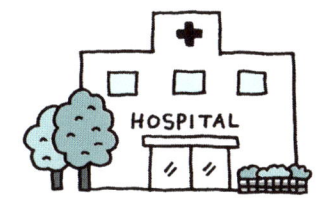
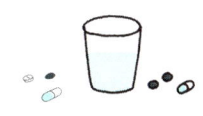

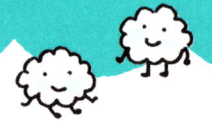

薬の添付文書の
「副作用」について

　薬の添付文書には、効果・効能、用法・用量などのほかにも、禁忌事項（こういう患者さんには投与してはいけないという内容）や、注意すべき副作用など、服薬上の注意が記載されています。

　たくさんの副作用が書かれていて驚いてしまう人もいるかもしれませんが、添付文書に記載されている副作用がすべて現れるわけではありません。

　副作用は、臨床試験で被験者に出現した症状のすべてを記載しているため、元の病気の症状、重要でない副作用、またほとんど起こらない副作用も含まれています。「このような副作用が出た人がいたので、お伝えしますね」といった注意喚起も含まれていますから、不安に思わなくて大丈夫です。

　本当に注意が必要な副作用かどうかは、専門家でないと判断できません。薬を処方されたり市販薬を購入したりするときは、医師や薬剤師に精神科の治療で飲んでいる薬を伝えて「飲み合わせは大丈夫ですか？」「どんな副作用に注意が必要ですか？」と尋ねる習慣を付けておくと良いですね。

もっと知りたい再発予防の
セルフケア

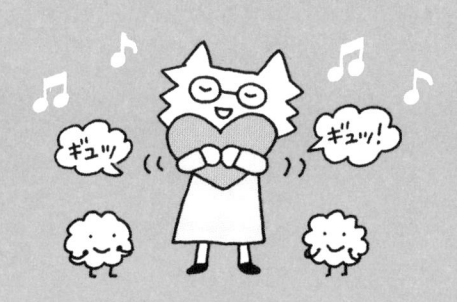

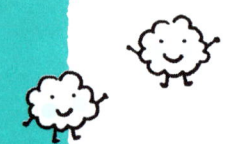

再発を繰り返しやすいのは どんな人？

病気を克服して、これまで通りの生活を
送れるかどうかは、再発をいかに防ぐかに
かかっています。
再発は、どんなきっかけで起こりやすいのでしょう。

うれしいことに、再発を防ぐ薬がいくつもあるんだニャ。

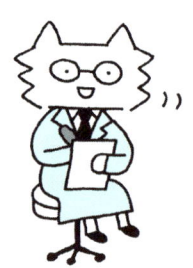

その薬の効果をさらに高めるのが「生活の見直しとセルフケア」ニャンだ！

寛解期を維持するために必要なポイント

　双極症は、再発予防をきちんと心がければ、多くの場合、これまでと同様に普通の生活ができる病気です。しかし、治療もせずに放っておくと約9割が再発するといわれています。再発のきっかけで最も多いのが、主治医に相談せず薬をやめたり減薬をしたりして、主治医の指示通り薬を飲まなかったこと。そのほかにも、睡眠不足や徹夜、過労、対人関係のストレス、生活リズムの乱れ、大勢の人のいる場所に行くなども再発につながります。以下の6つのポイントを心がけ、1日1日クリアしていくといった小さな積み重ねが、やがて大きな自信につながります。

再発予防に必要な6つのポイント

①薬の服用をとにかくしっかり続ける：
薬の服用は治療のかなめ。もう大丈夫だと思っても勝手に薬をやめない。飲み忘れ防止にはお薬アプリの活用を。通院日や服薬時間を管理できるアプリもある。

②生活リズムを整える：（p.118 参照）
食事、活動、休息、睡眠を規則正しく。

③睡眠時間をしっかり確保：
（p.120 参照）
徹夜、睡眠不足は厳禁。

④ストレス対策を心がける：
（p.128 参照）
ストレスを増大させない工夫を。

⑤ハイなときは人が多く集まる場所は避ける：（p.132 参照）
迷ったら行かない勇気も必要。

⑥再発の予兆を知ろう：
（p.138 参照）
予兆を把握し、早めの受診。

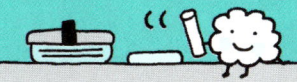

少し回復してきたら、生活リズムを整えよう

双極症では、生活リズムの変化が
病気悪化の要因になると考えられています。
生活リズムを整えることは、
再発予防のための大切なポイントです。

生活リズムが整うと、自然に気分も良くニャルよ!

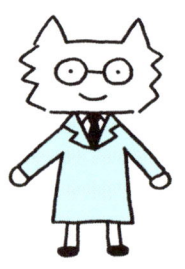

できない日があっても、めげずにコツコツ続けてほしいニャ。

寛解期は、病気を安定させるために生活リズムを整えて

　療養のために仕事や学校を休んでいると、時間の区切りがなく生活リズムが乱れがちです。昼夜逆転の生活になったり、喫煙や飲酒が増えたり、欠食や過食、運動不足になりやすくなります。

　うつ状態で寝てばかりいた人も、回復期に入ると徐々にできることが増えていきます。無理のない範囲で活動量を少しずつ上げていき、生活のリズムを整えましょう。

　生活リズムを整える大きなポイントは、毎日の睡眠と食事をなるべく同じ時刻にすることです。また、朝起きたらしっかり日の光を浴びて、朝食を取る、朝食後は散歩などの軽い運動をするなど、できる限り一定のスケジュールで生活することを心がけましょう。

　生活のリズムを整えることは、病気の安定化につながります。

アプリなどを利用して行動記録を付けましょう

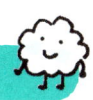

　簡単でいいので、毎日の起床・就寝・食事の時間や、その日の行動・気分を記録しておくと、どんなときにどんな気分になるか自分の状態が把握できます。この生活記録は受診の際に自分の状況を伝えるためにも役立ちますし、主治医にとっても診断の手がかりになります。

　行動アプリや日記アプリ、メモアプリなどいろいろあるので、自分の使いやすいアプリを探して活用してみましょう。

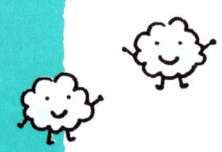

再発防止に大事な睡眠のお話

生活の中でも特に心がけたいのが、
睡眠リズムです。
睡眠時間の減少や睡眠の質の低下は、
躁状態を引き起こしやすいのです。

睡眠の乱れは、双極症の人にとっては大敵ニャンだ！

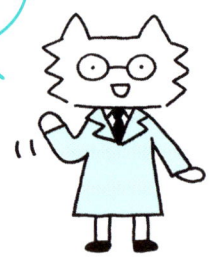

たった一晩の徹夜でも、急激な躁転を引き起こしてしまうこともあるから、徹夜は絶対すべきではニャいのです。

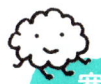

寛解期は睡眠リズムを整えましょう

躁状態ではほとんど眠らずに活動したり、うつ状態では眠れなかったり眠りすぎたり……。双極症になると、睡眠リズムが乱れがちになります。

睡眠リズムの乱れは、躁転につながる恐れがあります。寛解期に入ったら、毎日、起床・就寝時間を決めて、できるだけ生活リズムが一定になるように心がけましょう。

忙しいときでも、睡眠時間だけはしっかりと確保してください。

躁転を引き起こす夜更かし、徹夜はNG

夏休みや連休、正月などは、つい気持ちがゆるんで「1日くらい、いいか」と夜更かししがちです。その油断が躁転を誘発します。いつも通りの睡眠リズムを守りましょう。なお、夜更かしや徹夜とともに、時差ボケも躁転を引き起こすことが知られています。海外旅行や海外出張のときは、メリットとデメリットをよく考えて、時差の少ない場所を選ぶなど慎重に検討しましょう。

前節でもお話ししましたが、行動記録の一環として起床・就寝時間を記録して、受診時に持参することをお勧めします。

主治医から手渡された人もいるかもしれませんが、日本うつ病学会のホームページ「双極症委員会」では「睡眠・覚醒リズム表」のPDFを公開しています。以下のURLからダウンロードして活用してください。

https://www.secretariat.ne.jp/jsmd/gakkai/shiryo/data/suimin_kakusei_rhythm.pdf

睡眠リズムを整えるコツは、朝にあり！

睡眠導入剤は、躁やうつ状態が落ち着いたら
主治医の指示に従って徐々にやめるのが基本。
寛解期からは、薬に頼らずに
心地良い眠りを手に入れましょう。

夜の眠りは、朝日が連れてくるんだニャ〜。

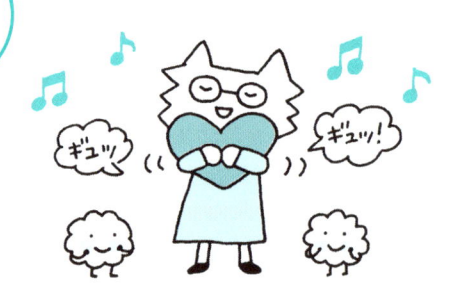

朝日を浴びて体内時計をリセットしましょう

　人は、朝日が昇ると目覚め、夜は自然と眠りに導かれます。ご存じの人も多いかもしれませんが、睡眠と覚醒のカギを握っているのが、脳の中にある体内時計。体内時計は 24 時間より少し長めの周期で時を刻んでいますが、朝日を浴びることでリセットされ、およそ 15 〜 16 時間後に自然と眠くなるリズムをつくってくれます。

　反対に朝体内時計がリセットされないと、夜に寝付くことのできる時間が少しずつ遅れることになってしまいます。

　朝起きたら窓のカーテンを開けて太陽の光を浴びましょう。うつ状態で起き上がるのが難しいときは、家族に頼んでカーテンを開けてもらうと良いでしょう。朝食後は軽い散歩をしたり、日中は風呂掃除など簡単な家事をしたりするなどして、少しだけでも体を動かすことを心がけましょう。適度な運動が夜の眠りを導いてくれます。

体内時計を調整するには、遅く寝た翌日も起床時間は一定に

　早寝早起きが良いことはわかっているけれど、なかなか実行できない人も多いでしょう。そんなときは、朝起きる時間を一定にすることを心がけましょう。たとえ眠くても、意を決して同じ時刻に起きてください。起床時間を一定にしていると、睡眠の質が良くなって、熟睡度が向上します。毎日続けるうちに、自然と睡眠リズムが整ってきます。

5

就寝前にやってはいけない
４つの習慣

夜寝る前にふだん何気なくやっていることが、
自然な眠りを妨げていることがあります。
眠りを邪魔するこんなこと、
していませんか？

「寝床スマホ」は不
眠を悪化させるので、
避けたい習慣なんだ
ニャ。

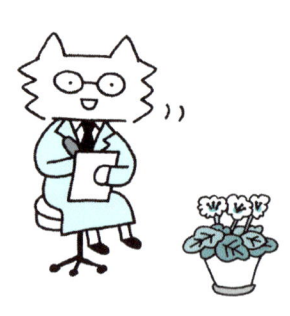

就寝前に避けたい4つのNG習慣

❶寝床で行う「スマホいじり」

　布団に入ってからもゲームやSNSなど、スマートフォンを見ている人が多いですが、画面から出る光の刺激が目に入ることで覚醒が助長されます。スマートフォンを見るとますます目がさえてしまうので要注意。寝床スマホは夜更かしを促進し、睡眠に悪影響を与えることも指摘されています。

❷夕方以降はカフェインを含む飲み物・食べ物に注意

　カフェインには覚醒作用があります。カフェインを含むコーヒーや紅茶、緑茶、ココア、栄養ドリンク、チョコレートなどは、夕方以降は口にしないほうが良さそうです。

❸寝酒はNG

　寝酒をすると、一見寝付きが良くなると思いがちですが、実は睡眠の後半では、眠りを浅くします。さらに、アルコールには利尿作用があるので、トイレに行きたくなり、中途覚醒や早朝覚醒の原因にもなります。アルコールを飲むことが習慣化してアルコール依存症になることも心配です。

❹寝る前の喫煙

　タバコに含まれるニコチンには、覚醒作用があるといわれています。喫煙本数が多いほど不眠の割合が高くなることがいくつかの研究で示されています。さらに、喫煙は睡眠の質を悪くすることも指摘されています。就寝前の一服、眠れないときの一服は、不眠の元と心得ましょう。

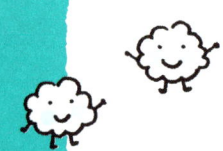

気持ち良く眠りにつくための心得

昼間はできるだけ眠らないで、活動的に。
暗くなったら、スムーズな眠りにつくための
準備を少しずつ始めましょう。

> 睡眠剤に頼らないですむように、いい睡眠習慣をつけようニャ。

心地良い眠りにつくための4つのポイント

❶夕食は眠る2時間前までにすませる

生活リズムが乱れると、夜食や夜の間食が習慣化してしまいます。肥満につながるだけでなく、消化器に負担がかかり安眠できません。夕食は眠る2時間くらい前までにすませるようにします。夜食や間食はがまんして「明日の朝のお楽しみ」にとっておきましょう。

❷入浴はお勧め。ただし就寝2時間くらい前にすませる

ヒトは深部体温（体の内部の体温）が下がると眠りにつきやすくなります。ぬるめのお風呂に入ると深部体温が下がりやすくなり、自然な眠気が訪れるといわれています。入浴直後に布団に入ると、深部体温が下がりきらないので、眠る2時間くらい前の入浴が良いそうです。

❸部屋の照明は少し暗めに、暖色系の光を

夜間に浴びる強い光は体内時計を遅らせる力があり、夜が更けるほどその力が強くなるといわれています。例えばコンビニエンスストアは、照明が明るいのでできるだけ夜行くのは避けましょう。また、部屋の照明も明るすぎないように注意。白っぽい色より赤っぽい暖色系の照明が良いといわれています。

❹夜はリラクゼーションタイムにしてエネルギー・チャージ

1日の疲れを癒やすためにも、寝る前にちょっとしたリラックスタイムをもつといいでしょう。好きな音楽を聴くなど手軽にできて心が落ち着くものがベター。大人の塗り絵も簡単にできてリラックス効果があるかもしれません。ゲームやパソコンなど脳を刺激するものはお勧めできません。

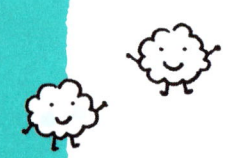

無用なストレスは
できるだけ回避しよう

再発予防には、ストレス対策が必須です。
中でも必要なのが家族間のストレス対策。
躁とうつに対するお互いの認識のズレが
けんかの原因になることもあります。

ストレスをゼロにはできないけど、少しでも減らす工夫はしてみようニャン！

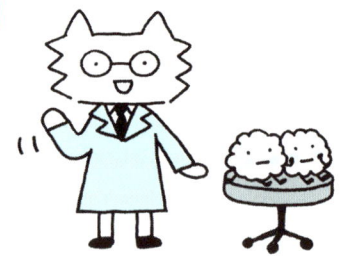

日常的に受けやすいのが、家族間のストレスです

　ストレスは再発のきっかけの一因となります。自分にとって何がストレスになるかに気づき、ストレスがあるようなら事前に予測し、いくつもの対処法をもつことで、ストレスを軽くすることができます（次ページ参照）。ストレスにはさまざまなものがありますが、療養中は、何といっても家族との関係に大きなストレスを感じることが多いものです。

家族と話し合うことでストレスによる再発リスクを減らしましょう

　家族と患者さん本人では、躁状態とうつ状態の受け止め方に大きな隔たりがあります。家族は本人が躁状態のときには大きなストレスを感じ、うつ状態になるとトラブルを起こさないのでホッとします。うつ状態を軽く考える傾向があるのです。

　一方、本人にとって何よりもつらいのが、うつ状態。この認識のズレを放置すると、何かあるたびに意見がくい違ってけんかになります。こうした家庭内の慢性的なストレスが再発を引き起こしてしまいます。

　病気の話題がタブーのようになってしまって、家族の中でも話題にしない、という場合があります。話しづらい気持ちはわかりますが、認識のズレがどんどん大きくなって家族間に亀裂が入る前に、勇気をもって家族と病気のことをよく話し合ってください。躁とうつに対する認識にどのような違いがあるのか、お互いに確認しておくことで許せることが増えて、「けんか→ストレス→再発」という悪循環を防ぐことができます。

ストレスを軽減させる 3つの心得

①ストレスを予測しておこう

　予想外のことに直面すると、人は慌てたり、がっかりしたりします。そうならないためにもストレスを予測して事前に心の準備をしておくと、ストレスはだいぶ軽くなるものです。例えば、人事異動の時期などは「どの部署に行っても必ず最初は慣れないことが多くてうまくいかないだろう。でも数か月したら何とかなるだろう」とか「今回はきっと希望部署に行けなくてがっかりするだろうけれど、いつかは希望部署に行けるだろう」などと、そのストレスに対処するための気持ちを紙に書いておきましょう。予測できると、ストレスに振り回されることが少なくなります。

②物事の考え方・受け止め方を工夫する

　認知行動療法（p.64〜69参照）でもお話しましたが、物事の考え方や受け止め方を変えると、無用なストレスを回避できます。とっさに浮かんだ否定的な考えは「でも、本当にそうなの？　別の考え方ができないかな？」と自問するクセを付けてみましょう。悲観的な考えが浮かんだときに、別のもっと合理的な考えを思い浮かべる、という経験をたくさん積んでください。

③「目標70%」でいこう！

　いつも100%を目指すと疲れてしまいます。目標を70%くらいに設定して「よし」としましょう。また生きていく以上、いいことばかりではありません。反対にずっと嫌なことばかりも続きません。ときどきいいことがあって、嫌なこともある。それが人生なのではないでしょうか。

「ライフチャート」を書いてみよう

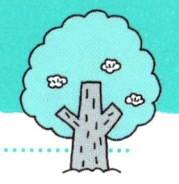

再発のきっかけを知る手がかりになる「ライフチャート」

　これまでの経過（躁・うつの波）を振り返り、どんなきっかけで躁状態やうつ状態になったかを把握しておくことは、再発予防の重要な対策の一つです。「ライフチャート」とは、自分の病気の年表図のようなもので、再発前のストレス、躁状態やうつ状態の期間や程度、治療内容などを書き込んでいくものです。主治医や家族と一緒にライフチャートを作ってみましょう。日本うつ病学会のホームページ「双極症委員会」でも紹介しているので、以下の URL からダウンロードして参考にしてください。

https://www.secretariat.ne.jp/jsmd/gakkai/shiryo/data/life_chart.pdf

ライフチャートの例

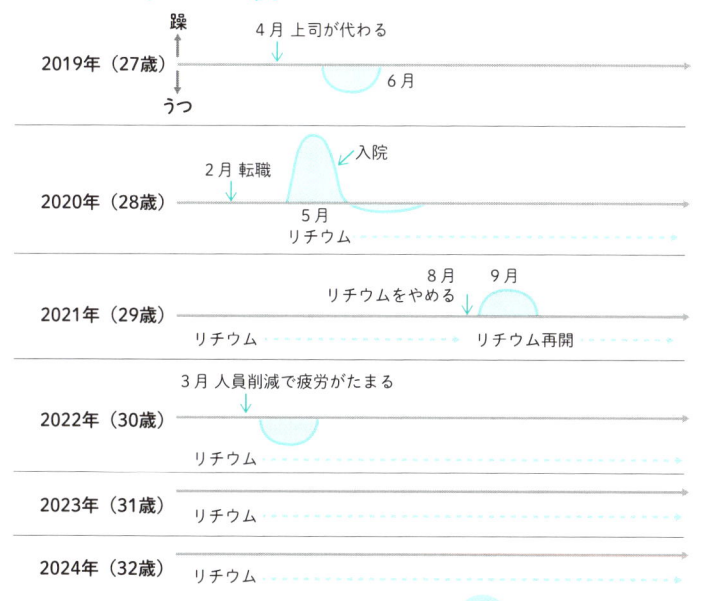

2019年（27歳）　躁　4月 上司が代わる　うつ　6月

2020年（28歳）　2月 転職　入院　5月　リチウム

2021年（29歳）　8月 リチウムをやめる　9月　リチウム　リチウム再開

2022年（30歳）　3月 人員削減で疲労がたまる　リチウム

2023年（31歳）　リチウム

2024年（32歳）　リチウム

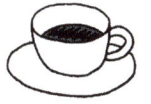

人が集まる場所も 再発リスクになる！

大勢の人が集まるイベントやパーティーは、
それ自体が刺激となって、
躁状態を起こすことがあります。

昔から知られているものに「葬式躁病」があるニャ。

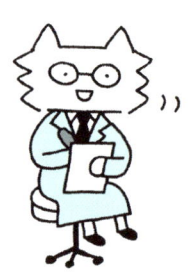

葬式は、悲しくてうつ状態になると思われがちだけど、正反対の躁状態を引き起こすこともあるんだニャン。

「気分転換に」と出掛けたことが、躁状態のきっかけになることも

　躁状態の再発の思いがけないきっかけになるものに、人との接触があります。大勢の人が集まる場所は躁状態を引き起こしやすいので、「気分が上がりかけているかも」と少しでも思うときは、特に注意してください。

　イベントやパーティー、同窓会などは要注意です。結婚式や正月など親族が大勢集まる場所に出掛けたことがきっかけで、躁転する人もいます。

　また「葬式躁病」といって、葬式をきっかけに躁状態になり、葬式の場にもかかわらず異常なまでのハイテンションになってしまうこともあります。

悲しいはずの葬式で、なぜ躁状態に？

　楽しい場所で躁転するのはわかるけれど、葬式のような悲しい場所でなぜ躁転するのか疑問に思う人も多いでしょう。

　葬式躁病の原因は、家族や親族を亡くすという心の喪失感が何より大きい要因であるとされています。また、葬式躁病は悲しみから心を守る防衛機制であるという解釈もされています。

　しかし、それだけではありません。親族を亡くすと、悲しみにひたる間もなく、やらなくてはならないことが次々にやってきて、葬式の準備などで疲労やストレスが高まる上に、場合によっては通夜で徹夜をするなどして落ち着いて眠れない状況が続きます。こうした生活リズムの乱れや、葬式で多くの人が集まるという対人的な刺激が、躁状態を引き起こすという面もあると考えられています。

つらいうつ状態と
どう付き合う？

双極症Ⅰ型の人は病気の期間のおよそ３分の１を、Ⅱ型の人は
約半分をうつ症状とともに過ごします。
双極症の人にとって、
うつ状態との付き合い方が、一番の課題なのです。

誰にもわかってもらえ
ない、うつのつらさ。
だからこそ、うつ状態
の悪循環を防ぐ対処
法を考えることは大事
ニャンだニャン！

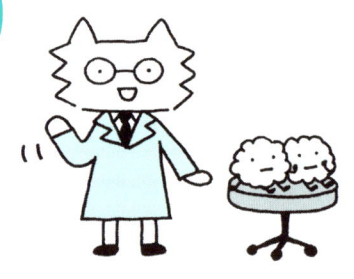

負のスパイラルに陥らないために対策が必要です

　寛解期に入って予防治療をしているのにもかかわらず、うつ状態になってしまうことがあります。うつ状態になると、一切の喜びを感じられなくなります（気分の変化）。体が鉛のように重くなり、寝込んで引きこもり状態になります（行動の変化）。そうして何をしていても、とにかく何ともいえない嫌な気分ばかりが頭に浮かんで離れません（思考の変化）。

　これらは脳内の変化によって出てくるものですが、気分、行動、思考の3つの側面がお互いに影響し合い負のスパイラルをつくっていきます。

　何ともいえない嫌な気分を、薬以外の方法ですっかり治すのは難しいものですが、症状が重くなる前に受診をして、次ページで紹介するセルフケアを心がけたいものです。手をこまねいてうつ状態を受け入れるのではなく、ふだんから予防対策を立てておきましょう。

うつ状態に起こりやすい負のスパイラル

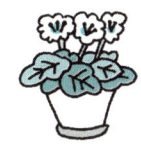

気分の変化
気分が落ち込んで、
何もする気になれない。

思考の変化
嫌なことばかりが
頭に浮かんでくる。

行動の変化
体が鉛のように重くなり、
寝てばかりいる。

うつの予兆があるときや軽うつの時点で、次ページを参考に対策を立てよう！

うつ状態の予防や、軽うつ状態のときに行いたいセルフケア

ここで紹介するのは、リチウム等の
気分安定薬を服用していて、
うつ状態に対する薬を飲むほどではない人、
またうつの再発を予防したい人のセルフケア方法です。

死ぬことを考えたり、体重が減ったりするほどつらいうつ状態の場合は、セルフケアよりもまず、主治医によく相談するのが先決だニャ。

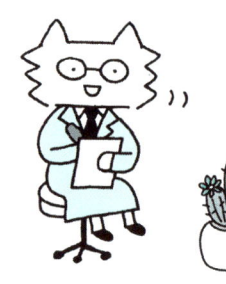

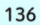

うつ状態の予防、軽うつ状態の 対策8か条

❶太陽の光を浴びる：寝てばかりの生活をしていると、体内時計が乱れ生活リズムが崩れます。朝は太陽の光を浴びて、体内時計を整えましょう。

❷生活のリズムを守る：徹夜を避けて、睡眠不足にならないよう毎日の起床時間を決めて、生活リズムを守りましょう。

❸食生活に気を付ける：うつ状態になると食事が偏ったり、必要な栄養素が取れなくなったりします。栄養の乱れは回復の妨げになります。おいしく感じられなくても、最低限の栄養バランスが取れた食事を心がけましょう。

❹体を動かしてみる：軽い散歩など、無理をしないで、できることから始めてみましょう。

❺今の気分に合った音楽を聴く：うつ状態のときは、無理に陽気な音楽を聴く必要はありません。気分に合った音楽を聴くことで心が休まります。

❻香りを取り入れる：音楽と同様に、香りも心をリラックスさせるのに効果的です。

❼アルコールは飲まない：依存につながるので飲まないようにしましょう。睡眠導入剤との併用は厳禁です。

❽思い切って休む：早めに休みを取る習慣を付けます。無理をしてうつ状態になってしまうより、思い切って休んだほうが結果的に周囲の人に迷惑をかけずにすみます。

再発の予兆を把握して
見逃さないように注意を

再発の予兆を知っておくことは、
病気をコントロールする上で
とても大事なこと。
まあいいかと思わずに、しっかり対策を。

家族と同居している人は、いつもと様子が異なるときは主治医に連絡を取ってもらったり、受診に付き添ってもらったりすると良いニャ〜。

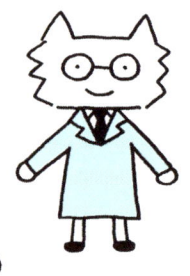

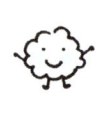

再発のサインを早めにキャッチし、すぐに対処しましょう

　リチウムなどを服用して治療を続けていれば、ひどい躁やうつはなくなりますが、軽躁や軽うつ状態が残ることがあります。

　再発の予兆を感じた時点で、受診をして必要な薬を飲んだり、場合によっては自ら入院を希望したりするなど、自分で対処できることもあります。

　家族の協力も得ながら早めに対処できれば、本人も家族も、より少ない負担ですみます。

　本人は気づかなくても家族にはわかる予兆もあります。日頃から再発のサインを家族と確認し合い、紙に書いておくことをお勧めします。

多くみられる躁状態のサイン

- ●電話の回数が増える
- ●アイデアがどんどんわいてくる
- ●インターネットなどで買い物が増える
- ●アルコールの量が増える
- ●寝る時間が遅くなる
- ●目が覚める時間が早くなる
- ●イライラして怒りっぽくなる　など

多くみられるうつ状態のサイン

- ●仕事の能率が落ちる、ミスが増える
- ●ひと晩寝ても疲れが取れない
- ●動くのがおっくうになる
- ●いつも観ているテレビ番組を観なくなる
- ●眠れなくなる
- ●何をしてもおもしろくない
- ●集中して本が読めない　など

**再発のサインを紙に書いて、目立つところに貼っておきましょう。
再発のサインに気づいたらすぐ対処を！**

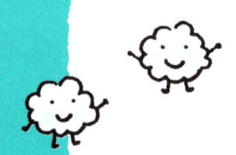

生活習慣を見直して
認知機能障害リスクを減らそう

双極症の患者さんに多い
メタボリックシンドローム。
メタボ→生活習慣病→脳血管障害の連鎖で、
認知機能障害になるリスクが高まります。

治療薬の副作用で太りやすい上に、過食や運動不足が重なって、うつ状態になると体重が10kgぐらい増える人もいるニャ。

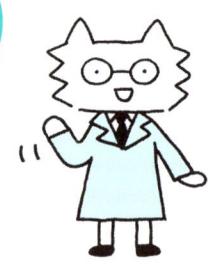

認知機能障害の対策は、メタボ予防が大事だニャ〜。

生活習慣病が、認知機能障害を引き起こす脳血管障害の原因に

　双極症の患者さんに起こる認知機能障害の原因には、躁状態の再発を繰り返すことや、抗精神病薬（p.80 参照）の長期服用などが指摘されています。

　ほかにも、脳の血管が詰まって起こる脳梗塞など、脳血管障害を併存している場合も認知機能障害が心配です。その大きな原因が血管を弱らせ老化させる生活習慣病です。

肥満・メタボが多いわけ

　双極症の治療薬は、体重増加の副作用があるものが少なくありません。加えて、療養中は生活リズムが乱れて運動不足になったり、Ⅱ型のうつ状態の場合は甘いものや炭水化物の過食に走るなどして、体重の増加やメタボリックシンドロームになりやすい傾向があります。

　現在、生活習慣病になっていなくても、メタボリックシンドロームが生活習慣病を引き起こし、最終的に脳血管障害を発症してしまうかもしれません。暴飲暴食や間食・夜食、偏った食事など乱れた食生活を送ったり、運動不足になったりしていませんか？　また、喫煙や飲酒もメタボリックシンドロームになりやすいので注意が必要です。生活を見直すとともに、定期的に体重を測って、体重が増えたりおなか回りが太くなったりしたときには主治医に相談を。受診の際は、定期的にメタボチェックもしてもらいましょう。

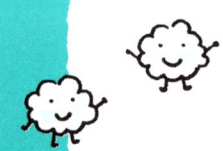

躁状態の暴走を
どうくい止めるか

コントロール不能な状態になる前に、
リスク管理をしっかりと行って
大切な人生を守りましょう。

再発予防に必要なのは
薬をきちんと飲み続け
ることニャんだ。

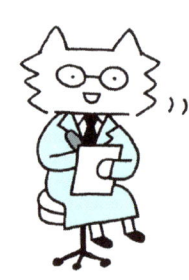

躁状態の暴走をくい止めるためには、リスク管理が重要

　社会的な信用を失ったり、仕事を辞めなくてはならなかったり、大切な人が去っていったり……。躁状態のときに起こしたことは、あなたの人生を大きく狂わす可能性があります。

　取り返しのつかない事態を引き起こす前に、事前にリスク回避の対策を立てておくこと、また気分の高揚が現れてきたら、初期段階でいかに暴走をくい止めるかが重要なポイントになります。以下に危険な要因から身を守るリスク管理をまとめました。自分の人生を守るために、ぜひ実行してください。**再発の予兆が一つでもあったら、主治医に躁状態の予兆があることを伝えて受診日を早めてもらいましょう。**

〈大きな損失につながるリスク〉　　　　　　〈リスク管理〉

〈大きな損失につながるリスク〉		〈リスク管理〉
高価な物を衝動的に買う／インターネットで大量に買い物をする／高級な飲食店などで散財する	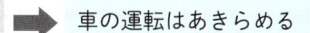	家族や信頼できる人にクレジットカードやキャッシュカードなどを預かってもらう／通販サイトは見ない／高級な飲食店等には近づかない
飲酒運転や無謀な運転をして、交通事故や人身事故を起こす		車の運転はあきらめる
性欲が亢進し衝動的な逸脱行為に走ってしまう		こういった時期は外出を控える。あるいは、信頼できる友人と出掛けて、何かあったときに逸脱行為を止めてもらう
人生における重大な決断を下して、あとで深く悔やむ		気持ちが上がってきたときには、転職や退職、結婚、離婚、引っ越しなど人生における重大な決断は避ける

14 妊娠と出産①

妊娠・出産には
どんな準備が必要？

女性にとって、妊娠・出産は
大変重要なことです。双極症という
病気を抱えながら、妊娠・出産するには、
あらかじめ準備が必要です。

おなかの赤ちゃんに悪いからと、主治医に相談せずに無断で薬を減らしてはダメニャン！症状がコントロールできなくなり危険だニャ。

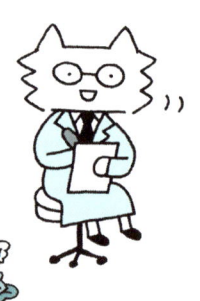

リスクを減らすには、計画的な妊娠がとても大事ニャンだ。

再発予防の薬は、赤ちゃんに影響を及ぼす薬も多いので注意を

　妊娠・出産のことは主治医に話しづらいという患者さんも多いかもしれません。けれどもリチウムやバルプロ酸、カルバマゼピンなど維持療法で用いられる薬の中には、妊娠初期の3か月目ぐらいまでに服用した場合、胎児に形態異常のリスクを増やすことがわかっている薬があります。

　具体的には、リチウムでは心臓の形態異常、バルプロ酸では神経管の異常や自閉スペクトラム症の増加などが報告されています。

　一方で、妊娠後期から出産後は、躁・うつの再発のリスクが高まり妊娠中のうつ状態は胎児の発育に影響することが知られています。

　赤ちゃんが欲しいという希望があるときは、早めに主治医に相談してください。

出産後のことも主治医と十分に話し合う必要があります

　薬以外にもう一つ気になるのが、出産後のことです。

　いずれの気分安定薬も母乳に分泌されますが、赤ちゃんに及ぼす影響は少なく、授乳中もこれらの薬を服用して問題ないといわれています。

　こうしたことも含めて、夫婦で主治医と話し合って納得できる方法を探していくことが大切です。

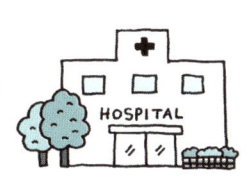

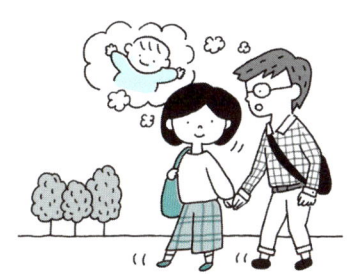

15 妊娠と出産②

妊娠・出産を無事乗り越える ために気を付けたいこと

病状を悪化させずに妊娠・出産を乗り越えて、
子育てをしている人も少なからずいます。
どんなふうに準備を進めれば良いのでしょう。

赤ちゃんを産むことを
決めたら、患者さん、
主治医、家族のみんな
で力を合わせて、出産
を乗り越えようニャ！

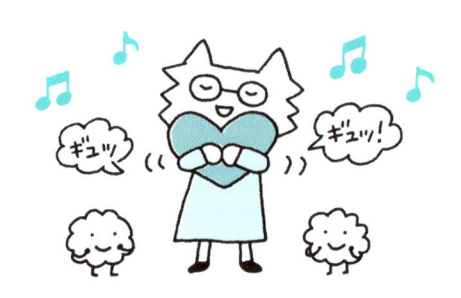

リスクを検討し、最良の方法で準備をしましょう

　妊娠・出産の希望を主治医に伝えたら、赤ちゃんに影響の少ない薬に変更するにはどんな方法があるのか、薬を中止した場合にはどんなリスクがあるのかを尋ねて、良い点・悪い点を検討しながら、主治医と一緒に最良の方法を考えていきましょう。

　妊娠中は胎児への影響が比較的少ないと考えられるクエチアピンなどの抗精神病薬を用いて気分の波を抑え、出産後は元の薬を再開する、といった方法が一般的です。

　妊娠中に再発して子育てができなくなったら困ったことになるというようなリスクが高い場合は、病状がもう少し落ち着いてから、妊娠を考えるという選択肢もあります。

減薬はゆっくりと行っていきます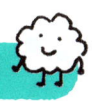

　なお、妊娠に備えて、気分安定薬を中止して抗精神病薬に変更する場合、少なくともリチウムは突然服用をやめると再発のリスクが高まることがわかっています。主治医の指示に従って、数か月かけてゆっくり減薬をしていくと良いでしょう。バルプロ酸、カルバマゼピンについても急な減薬はしないほうが良いでしょう。妊娠・出産は産婦人科医師と主治医が連絡を取り合いながら進めていくのが理想的です。出産後は、お母さん一人に肉体的・精神的なストレスがかからないように家族や周囲の人の協力が必要です。

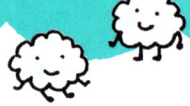

食事療法やサプリメントは効果があるの？

　以前から、魚を多く摂取する国ではうつ病が少ない、母乳中の DHA（ドコサヘキサエン酸）濃度が産後うつ病と関係する、などの報告がされていました。最近、日本人のゲノムワイド関連研究から、DHA や EPA（エイコサペンタエン酸）などのオメガ３脂肪酸（魚油の成分）の合成にかかわる酵素の遺伝子（FADS1/2）が双極症のリスクになることがわかりました。私たちの研究でもこの遺伝子の欠損マウスがオスでは躁状態、メスではうつ状態に似たエピソードを示し、DHA がこれに有効であることを見いだすなど、双極症とオメガ３脂肪酸のかかわりがさらに注目されています。

　通常の治療を受けている軽度の抑うつ症状を伴う双極症患者さん 338 人における、オメガ３脂肪酸のランダム化比較試験のメタ解析では、抑うつ症状が有意に改善していました。

　FADS1/2 のゲノムの個人差により有効性が異なる可能性も考えられますが、双極症の抑うつ症状にオメガ３脂肪酸が有効な可能性が示唆されています。

　EPA を含む医療機関専門サプリメント（メイキュア EPA1000）を紹介してくれる医療機関もあるようなので、主治医に相談してみても良いかもしれません。

もっと知りたい
原因解明に向けた研究の歩み

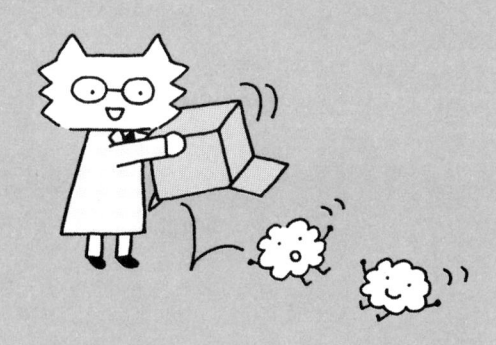

双極症の歴史とこの24年間の主な研究

PART5では、双極症の原因を解明し、
診断法・治療法を開発するために
過去24年間に、筆者加藤忠史の研究グループ
（理化学研究所精神疾患動態研究チーム、順天堂大学）が
進めてきた研究を世界の潮流とともに紹介します。

原因解明のために、ゲノム（DNA）、脳画像、死後脳、動物モデルなど、さまざまな角度から研究が進められているんだニャ。

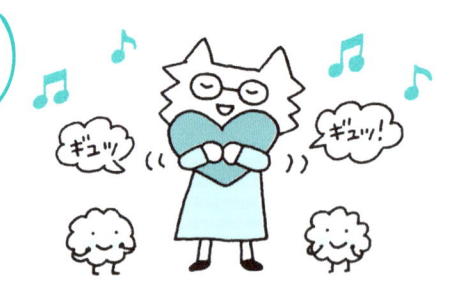

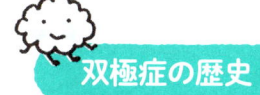

双極症の歴史

双極症という病気の歴史は古く、紀元前から認識されていました。古代ギリシャ時代に、マニー（躁状態）と、メランコリー（うつ状態）が病気として記載されており、うつは黒胆汁という体液によって起こると考えられていたのです。

また、中国や日本の文献でも、双極症と思われる記載がみられました。中世においては、双極症に限らず精神疾患は長い間「魔が付いたもの」と解釈されていて、この間、精神疾患に対する認識が停滞しました。双極症は、やがて19世紀にヨーロッパで精神疾患として再発見されました。

近年、重要な疾患という認識が高まり研究が進みました

精神医学の分野では、双極症は統合失調症より軽い病気であるという印象があったせいか、長い間、臨床・研究の中心は統合失調症でした。しかしその後、双極症の患者さんは長い期間うつ状態を伴うことや、躁状態が繰り返されることにより社会的に大きな損失を負うことなどが明らかにされて、重大な疾患であるとの認識が高まり研究が進みました。亡くなった患者さんの脳を調べる研究で特徴的な病変が見つからないため、いわゆる心の病気だという見方もありましたが、現在では脳の疾患であることが明らかになっています。この章では、21世紀に入って病気解明のためにどのような研究が行われ、どこまで解明されたのか、24年間の主な研究を紹介します。その前にまず、2000年までの主要な研究の流れを見ていきましょう。

世界的な潮流

● **双極症の発症原因**：一卵性双生児では、二卵性双生児よりも2人とも発症する場合が多いことから、双極症の発症にはゲノム（遺伝子全体のこと）が関係することがわかりました。

● **リチウムの有効性**：リチウムがうつ状態に有効なこと、その後さらに躁状態や再発予防にも有効であることがわかりました。抗てんかん薬や抗精神病薬の有効性も見つかってきました。

● **リチウムの作用**：リチウムには神経保護作用があり、大脳皮質の灰白質（神経細胞がある層）の体積を増やすことがわかりました。

● **細胞内のカルシウムの変化**：患者さんの血液細胞を用いた研究で、細胞内のカルシウム濃度が高くなりやすいことが示唆されました。

● **脳画像で確立した所見**：双極症の患者さんでは、脳のMRI画像により皮質下高信号領域が多いことがわかりました。

加藤らの研究

● **ミトコンドリア仮説**：双極症の患者さんの脳で、ミトコンドリアの機能が変化している可能性が見いだされ、ミトコンドリア病（p.155参照）の患者さんが双極症になりやすいことなどと合わせて、ミトコンドリア仮説を提案し、これを元に研究を開始しました。

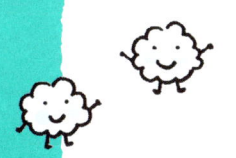

2

2001 〜 2005 年の
主な研究

2001 〜 2005 年は遺伝子発現
（タンパク質を作るため DNA から RNA ができること）
を網羅的に解析できる新技術が登場し、
脳科学の分野では機能的 MRI（fMRI）による脳機能の研究が進みました。

脳の中でどんな分子が変化しているか一網打尽に調べる技術が開発されて、研究が進んだんだニャ。

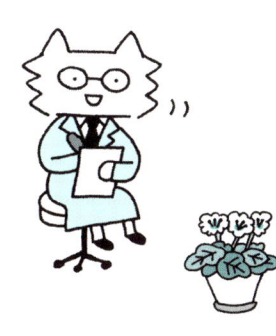

世界的な潮流

●ゲノム研究

　双極症の原因遺伝子の探索が1980年代ごろより盛んに行われました。何人もの人が双極症になっている大きな家系で、病気にかかわる遺伝子がどの染色体のどこにあるかを調べる連鎖解析が行われ、次々と連鎖部位が報告されました。しかし、こうした研究の結果には、あまり再現性がなく、また、さまざまな候補遺伝子の研究が行われましたが、結局、原因遺伝子を見つけることはできませんでした。

●DNAマイクロアレイを用いた網羅的解析研究の幕開け

　DNAマイクロアレイとは、1cmくらいの小さなガラス板に、100万種類くらいのDNA断片をスポット（斑点）状に貼り付けたもので、この分析器具を用いると、数万の遺伝子の発現を一度に調べることが可能です。

　DNAマイクロアレイという新技術の登場で、患者さんの脳でどんな遺伝子の発現が起こっているかを、網羅的に調べることができるようになりました。

●fMRIを用いた研究が盛んに行われる

　fMRIとはMRI装置を用いて脳の活動部位を画像化するものです。fMRIは脳科学の発展に大きく貢献しました。双極症の研究においてもfMRIを用いた研究が盛んに行われるようになりました。

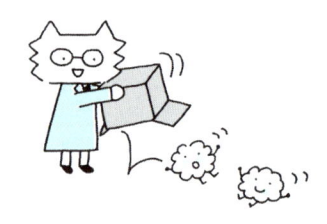

精神疾患動態研究チームの研究

●一卵性双生児不一致例の研究で、小胞体ストレスとの関連を示した

前述の DNA マイクロアレイを使って、1人だけが双極症を発症した一卵性双生児を比較することにより、病気に関連した物質をつきとめることができるのではと考え、一卵性双生児の不一致例の研究を行ってきました。

小胞体ストレスというのは、異常なタンパク質がその合成の場である細胞内の小器官（小胞体）に蓄積してしまう状態のことで、この研究により双極症は小胞体ストレスと関連があることが示されました。

●患者さんの死後脳で、ミトコンドリアDNA変異を検出した

ミトコンドリアは細胞内でエネルギーを作り出すとともに、細胞内の情報伝達にかかわるカルシウムイオンの濃度調整をつかさどっています。そのミトコンドリアがもつ DNA の変異が原因で発症する病気に、ミトコンドリア病があります。

ミトコンドリア病の患者さんにうつ状態の人が多いという報告があり、双極症の病態に重なり合う部分がありました。

亡くなった患者さんの脳を調べる研究から、双極症の少なくとも一部には、ミトコンドリア DNA 変異に伴うミトコンドリア機能障害が関与していると考えました。

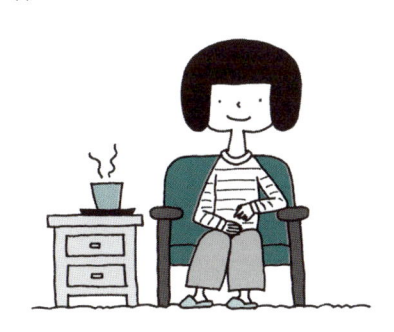

2006 〜 2010 年の
主な研究

2006 年には、山中伸弥教授らのチームが
iPS 細胞の作製に成功しました。この iPS 細胞は、
その後再生医療分野だけでなく、病気の原因解明の研究においても
重要な役割を果たしています。

> 精神疾患動態研究チーム
> では、ミトコンドリア仮説
> に基づいてモデルマウスを
> つくり、双極症によく似た
> 行動変化を検証したんだ
> ニャ。

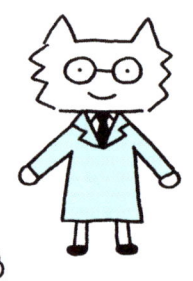

世界的な潮流

●数千人でのゲノムワイド関連研究で関連遺伝子が見つかる

　先述の DNA マイクロアレイ技術が、遺伝子研究にも応用されゲノム全体の中から、疾患にかかわる多型（個人差）を網羅的に調べる、ゲノムワイド関連研究（GWAS）が行われるようになりました。双極症における数千人でのゲノムワイド関連研究で、関連遺伝子としてカルシウムチャネルなどが見つかりました。

●双極症における前部帯状回の体積変化の発見

　双極症の患者さんでは、感情のコントロールにかかわる脳の前部帯状回という部位が小さくなっているという研究結果が報告されました。

●京都大学の山中伸弥教授らによるiPS細胞の開発

　2006 年、山中伸弥教授らのチームが世界で初めて iPS 細胞の作製に成功し、山中教授は 2012 年にノーベル医学・生理学賞を受賞しました。2006 年以降、iPS 細胞を用いた研究がさまざまな分野で行われ、精神疾患の分野でも原因解明が進められています。

精神疾患動態研究チームの研究

●周期的に行動変化を示すモデルマウス

　脳におけるミトコンドリア DNA 変異の蓄積が双極症の行動異常を引き起こすかどうかを検証するため、ミトコンドリア DNA の変異が脳に蓄積するモデルマウスをつくってその行動を解析し、双極症の症状とよく似た行動異常を示すことを明らかにしました。モデルマウスの行動異常はリチウムの投与により改善し、双極症の患者さんに投薬すると症状が悪化する三環系抗うつ薬で、躁転のような行動異常がみられました。

2011 ～ 2015 年の主な研究

2011 年からは、慢性的な炎症性の変化が、
うつ病や双極症の要因となっている
可能性に注目が集まり、
慢性炎症の研究が盛んになりました。

跳び回る遺伝子とも呼ばれる LINE-1 に着目した研究で、精神疾患との関連が見いだされたんだニャ。

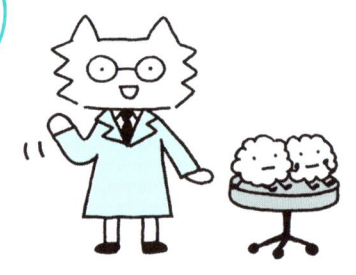

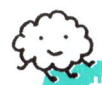

世界的な潮流

●iPS細胞による双極症の研究で過剰興奮性などが報告される

　iPS細胞の開発により、双極症患者由来iPS細胞を作製し、解析する研究が行われました。2015年にネイチャー誌に発表された研究報告は、双極症の患者さんに由来するiPS細胞から作った神経細胞は、興奮しやすいという特徴を示すという内容でした。

●双極症と炎症の関連が注目される

　慢性的な炎症はさまざまな病気の要因となりますが、双極症でも、炎症がその病態にかかわっているのではないか、という研究が多く行われました。

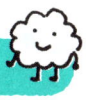

精神疾患動態研究チームの研究

●脳におけるレトロトランスポゾンの転移が精神疾患と関連

　アメリカの研究グループが、人の脳が発達する過程において神経前駆細胞でLINE-1と呼ばれる転移因子（レトロトランスポゾン）が活性化し、人の脳の神経前駆細胞で転移していることを初めて確認しました。

　この結果を受けて、精神疾患患者の脳組織におけるDNA中のLINE-1配列の含量を測定したところ、統合失調症および気分障害で、健常な対照群と比較してLINE-1配列が増加していることを見いだしました。特に統合失調症で顕著だったことから、研究を進め、脳の発達中に、神経細胞のゲノムの中でLINE-1が増えることが、統合失調症の病態にかかわることを明らかにしました。双極症における役割については、今後さらなる研究が必要です。

2016 〜 2020 年の 主な研究

欧米では、さまざまな疾患にかかわる
「多型（遺伝子配列の個人差）」を
検索するゲノムワイド関連研究が進められていましたが、
日本でも初めて大規模な共同研究が行われました。

日本ではここ7〜8年で、双極症の患者さんで変化がみられる脳の部位や、原因遺伝子の特定につながる研究成果が得られるなど、研究が大きく進展しているんだニャ。

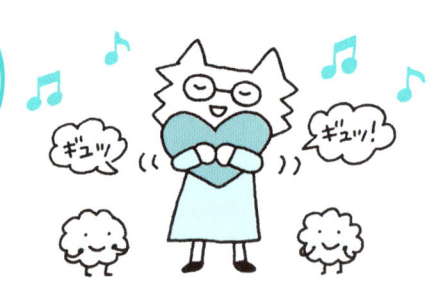

世界的な潮流

●ポリジェニックリスクスコアの研究が進展

　ゲノムワイド関連研究の結果のうち、間違いなく関係している遺伝子に注目するタイプの研究に加えて、弱いながらも関連がみられた何千個もの多型がすべて関係あると考えて、その疾患へのかかりやすさを示す指標として考案されたのが、ポリジェニックリスクスコアです。精神疾患においても、ゲノムワイド関連研究のデータを用いたポリジェニックリスクスコアの研究が進み、それまでの臨床研究でわかってきたことが次々と確認されました。

●大規模MRI研究の進展により、リチウムによる大脳皮質の増加の所見を確認

　大規模な MRI 研究では、双極症の患者さんにおける大脳皮質灰白質のさまざまな部位が健常者と比べて薄く、罹患期間の長さが大脳皮質の薄いことと関連していることがわかりました。一方、リチウムを服用している患者さんは、服用していない患者さんと比べて、大脳皮質が薄くなっていないことが報告されました。

精神疾患動態研究チームの研究

●モデルマウス研究から、縫線核の過剰興奮性が示唆される

　ミトコンドリア機能障害が双極症の病態に関与することが明らかになっても、セロトニン神経伝達の変化との関係は不明でした。そこで、ミトコンドリア病の原因となる遺伝子変異をもつモデルマウスをつくり、解析した結果、セロトニン神経細胞が存在する縫線核という部位で、セロトニン神経細胞が活動しやすくなっていることがわかりました。このことは、双極症のリスクとなるミトコンドリア関連遺伝子に変異があるとセロトニン神経細胞が過剰興奮状態となり、セロトニンが過剰に分泌され、双極症の病態に関与する可能性を示しています。

精神疾患動態研究チームおよび順天堂大学における研究

●モデルマウスの研究から浮上した候補脳部位、視床室傍核

　脳にミトコンドリア機能障害をもつモデルマウスで、脳のどの部分のミトコンドリア機能障害が行動異常を引き起こすのか探索した結果、視床室傍核にミトコンドリアの変異が蓄積していて、この部位の機能変化が行動変化を引き起こすことがわかりました。この候補部位を特定するまでに8年かかりましたが、この脳部位が本当に原因脳部位なのかを調べています。患者さんの死後に、研究に活用できるよう脳を大切に保存する活動をブレインバンクといいますが、ブレインバンクに保存されている双極症の患者さんの死後脳を調べることで、研究を進めています。

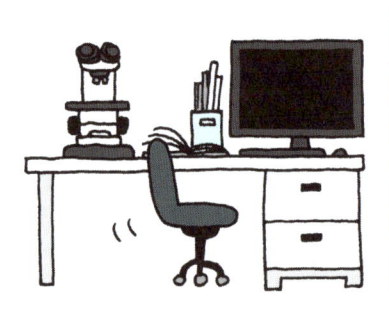
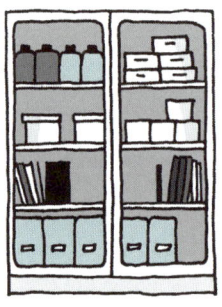

2021 〜 2024 年の
主な研究

ゲノム研究、MRI 研究がともに世界的な
コンソーシアムによる大規模研究に進みました。
ゲノム研究では、まれな変異の研究が進展しました。
ゲノム研究の成果に基づく動物モデルもできました。

コンソーシアム
（consortium）とは、
共同事業体のことだ
ニャ。

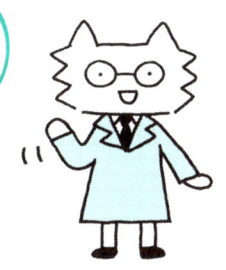

双極症の原因解明と
いう共通の目的をも
つ組織が、力を合
わせて研究を進めて
いるんだニャ。

世界的な潮流

●双極症と統合失調症に共通のリスク遺伝子AKAP11の発見

双極症の患者さん 13,933 人のエクソーム（タンパク質の配列を決定している部分のすべて）解析により、一般の人の中ではめったにみられない遺伝子の機能喪失変異や、タンパク質の機能障害を起こすまれな変異が、双極症の患者さんで多いことがわかりました。双極症と関連する遺伝子は特定されませんでしたが、統合失調症の研究と組み合わせた結果、AKAP11 という細胞内シグナリングに関係しているタンパク質をコードする遺伝子が両疾患と有意に関連していることがわかりました。

順天堂大学における研究

●双極症におけるデノボ点変異の役割を発見

双極症の発症に、両親にはなく、新たに子どもに現れたデノボ点変異と呼ばれる突然変異がかかわっていることがわかりました。さらに、発達の過程で生じる体細胞変異（身体の一部のみで生じる変異）、特に神経発達障害にかかわる遺伝子の体細胞変異が双極症と関連していることがわかりました。

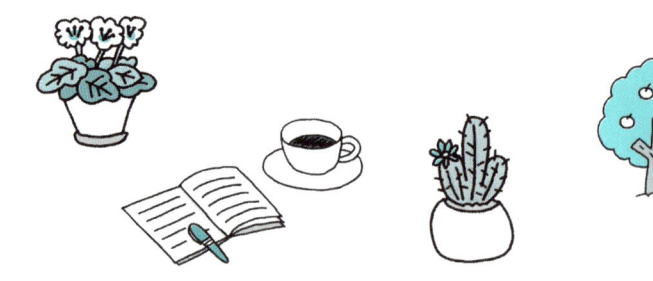

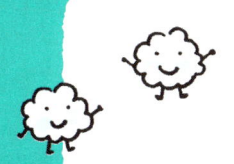

7

今後の研究の方向性

双極症は、早期に正しい診断をして
再発予防の維持療法を行うことがとても重要です。
原因解明に向けて、
各分野でのさらなる研究が求められます。

双極症も糖尿病のように、検査で正しい診断ができるようになることが望まれるニャ。

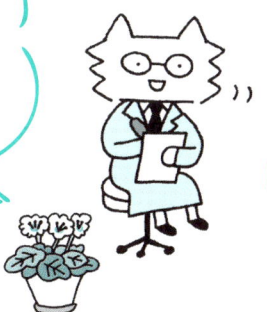

治療薬では、副作用が少なくて有効性が高く、飲みやすい薬の開発が急務ニャンだ。

●ゲノム研究

　双極症へのかかりやすさを大きく左右するのが、ゲノムです。ゲノム研究で見つかった所見を基に、双極症を特徴の異なるサブグループ（同じような脳の病態、治療反応、経過などを示す一群）に分けていくことが必要です。

　双極症は一つの病気ではなく、さまざまなサブグループがあると考えられ、おのおの効く薬も違うと考えられますが、現状では、いくつかの薬を試しながら自分に合うものを探すしか方法がないため、最適な治療薬の組み合わせが見つかるまでに、何年もかかってしまうことがあります。ゲノム研究が進めば、ゲノム検査に基づいて最適な薬がすぐに選び出され、短い時間でベストな維持療法が見つかるようになるでしょう。

●死後脳研究

　双極症の原因脳部位を明らかにするとともに、その脳部位で起きている分子・細胞レベルの現象を明らかにすることによって、これまでのような原因不明の「障害」でなく、病理学的基盤のある「疾患」としての概念を確立できるようになります。

●治療薬の作用メカニズムの研究

　今の治療薬は、どれも有効であり、組み合わせにより病気のコントロールが可能ですが、いずれも副作用があることが問題です。今ある治療薬の作用メカニズムを明らかにして、より副作用の少ない薬を開発していくことが望まれます。

●診断法の研究

　死後脳研究やゲノム研究の成果を基に、双極症の脳病態を直接診断する方法を開発する必要があります。最初のうつ状態で双極症と診断できるようになれば、今のように維持療法を行えるまでに何年もかかる状況が改善されるでしょう。

●新たな治療法の研究

双極症の原因を明らかにすることで、もし、原因に直接アタックするような根本的な治療法が開発できたら、「寛解」でなく、真の「完治」も夢ではないかもしれません。

●動物実験

死後脳研究やゲノム研究で見いだされた病態が症状を引き起こすメカニズムを明らかにし、これらの病態と疾患の因果関係を解明していきます。

●ビッグデータ解析

多数の患者さんの診療情報や、ウェアラブルデバイス（腕や頭部など体に装着して利用する端末）から得られた生体情報などを基に、早期に再発の予兆を明らかにしたり、経過を改善したりするための生活の工夫を解き明かすといった研究を進めていくことも大切です。

順天堂大学での研究

順天堂大学に開設した気分障害センターで専門医療を提供するとともに、これまでの研究を基に、新たな診断法・治療法を開発するため、ゲノム研究、脳画像研究、死後脳研究、創薬研究などを進めています。

今後ともぜひ、これらの研究にご協力くださいますようお願い申し上げます。

・順天堂大学 気分障害センター
  https://www.juntendo-mental.jp/mood-disorder
・順天堂大学医学部／大学院医学研究科 気分障害分子病態学講座 精神医学講座・ゲノミクス研究プロジェクト
  https://www.juntendo-molecular-psychiatry.com/volunteers/

［著者プロフィール］

加藤 忠史（かとう・ただふみ）

順天堂大学医学部精神医学講座 主任教授。
医学博士、精神保健指定医、日本精神神経学会精神科専門医。
1963年、東京生まれ。東京大学医学部卒。滋賀医科大学精神医学講座助手、東京大学医学部附属病院講師、理化学研究所脳神経科学研究センター チームリーダーを経て現職。国内外において双極症の研究を牽引している。非常勤等に、科学技術振興機構創発的研究支援事業プログラムオフィサーほか。著書に『双極症 第4版―病態の理解から治療戦略まで』（医学書院）、『双極性障害 第2版―双極症Ⅰ型・Ⅱ型への対処と治療』（ちくま新書）など、双極症を中心にうつ病、脳科学に関するもの多数。
※本データは発行日現在のものです。

利害関係の開示

発表に関連し、開示すべきCOI関係にある企業など
・共同研究費：住友ファーマ
・奨学寄附金：住友ファーマ、大塚製薬、武田薬品工業、イーライ・リリー、帝人ファーマ、第一三共、EAファーマ、エーザイ
・講演料／原稿料等：住友ファーマ、大塚製薬、ルンドベック・ジャパン、吉富薬品、エーザイ、明治製菓、塩野義、ヤンセン、ビスタヘルス、日本ベーリンガーインゲルハイム、共和薬品工業、ヴィアトリス、マイランEPD、HUフロンティア、グラクソスミスクライン、EAファーマ、武田薬品工業、日本メジフィジックス、小野薬品、持田製薬、Janssen Asia Pacific

執筆協力	中出 三重（株式会社 エム・シー・プレス）
装丁	坂本 真一郎（クオルデザイン）
カバーイラスト	冨田 マリー
本文デザイン	白畠 かおり
本文DTP	平野 直子（株式会社 デザインキューブ）
本文イラスト	ユカワ アキコ

もっと知りたい双極症 第2版
ココロの健康シリーズ

2024年10月17日　初版第1刷発行

著者	加藤 忠史
発行人	佐々木 幹夫
発行所	株式会社 翔泳社（https://www.shoeisha.co.jp）
印刷・製本	株式会社 広済堂ネクスト

©2024 Tadafumi Kato

ISBN978-4-7981-8692-4　　　　　　　　　　　　　　　　　　　　　　　　　　　Printed in Japan